本著作为山西省教育科学"十三五"规划 2020 年度"互联网＋教育"专项课题，"互联网＋"时代高校智慧体育的建设与应用机制研究（课题编号：HLW-20146)"的研究成果。

体育瑜伽美学与健康教育

史艳艳——著

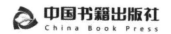

中国书籍出版社
China Book Press

图书在版编目（CIP）数据

体育瑜伽美学与健康教育 / 史艳艳著 . -- 北京 ：
中国书籍出版社，2020.12
ISBN 978-7-5068-8290-3

Ⅰ．①体… Ⅱ．①史… Ⅲ．①健康教育－研究－中国
Ⅳ．① R193

中国版本图书馆 CIP 数据核字（2020）第 273062 号

体育瑜伽美学与健康教育

史艳艳　著

图书策划	武　斌
责任编辑	成晓春
责任印制	孙马飞　马　芝
封面设计	王　斌
出版发行	中国书籍出版社
地　　址	北京市丰台区三路居路 97 号（邮编：100073）
电　　话	(010)52257143（总编室）　(010)52257140（发行部）
电子邮箱	eo@chinabp.com.cn
经　　销	全国新华书店
印　　刷	三河市明华印务有限公司
开　　本	710 毫米 ×1000 毫米　1/16
字　　数	245 千字
印　　张	12.75
版　　次	2020 年 12 月第 1 版
印　　次	2021 年 10 月第 1 次印刷
书　　号	ISBN 978-7-5068-8290-3
定　　价	68.00 元

前　言

体育瑜伽美学源自人们对力量美、柔韧美的追求，体现了人们对美好生活的渴望，是特殊的社会实践活动。瑜伽美学的本质是人的力量体现在瑜伽实践活动中的感性表达。人与瑜伽运动的审美关系的反映，标志着人参与瑜伽活动达到的境界，是对生命给予的真正肯定。瑜伽运动的审美价值特征，即瑜伽运动的审美本质特性。瑜伽以其独特的魅力，促使人们通过审美角度自然地审视自己，从而让自己产生美好的情感，而瑜伽所能体现出来的运动美，也促使人们展示更多姿的艺术美。

瑜伽对现代社会人类在健康方面有着不可替代的作用，它不仅在身体健康方面有着良好的调节作用，在心理调适方面也有独特功效。瑜伽是一项动静皆宜的运动，非常适合现代社会处于不同身体健康状况的人们对自身进行调节。练习瑜伽既能预防疾病，也能对某些常见疾病有一定的康复效果。此外，瑜伽练习还有助于保持体形，改善精神状态，养成健康的生活习惯。瑜伽除强调"调心、调息和调身"外，其内容还包含道德规范和饮食调理。由此可见，瑜伽的健康观是综合的，既包括身体层面，也涵盖了内心世界，而瑜伽促进健康的方法也是立体的、多途径的。

鉴于此，笔者撰写了《体育瑜伽美学与健康教育》一书，以体育教学与健康解读、体育锻炼的科学基础以及体育锻炼的原则为切入点，重点探讨了体育美学与身体美学理论、体育瑜伽及其健康关系、体育瑜伽美学与审美价值、瑜伽科学练习的多元化以及瑜伽运动损伤的防护处理。

本书以实用性为目的，本着强调基础理论、基本知识和基本技能的原则，将内容分为体育美学、瑜伽健康和瑜伽美学练习三大部分，重点论述了体育美和瑜伽美的审美与创造问题，体现了一定的特色；并且，通过探讨瑜伽教育增进身体健康、心理健康和社会健康的价值，揭示了瑜伽健康教育面向未来社会"健身育人"的价值理性，为体育瑜伽与健康教学的细化及研究瑜伽美学的理论体系提供了依据。

笔者在撰写本书的过程中，得到了许多专家学者的帮助和指导，在此表示诚挚的谢意。由于笔者水平有限，加之时间仓促，书中所涉及的内容难免有疏漏之处，希望各位读者多提宝贵意见，以便笔者进一步修改，使之更加完善。

作者

2020.11

目　录

第一章　绪论 ··· 1

　第一节　体育教学与健康解读 ································· 1

　第二节　体育锻炼的科学基础 ································ 15

　第三节　体育锻炼的原则 ···································· 71

第二章　体育美学与身体美学理论透视 ····················· 74

　第一节　体育美学概述 ······································ 74

　第二节　身体美学理论及其实现 ····························· 76

　第三节　体育教育中身体美学的理论诠释 ···················· 79

　第四节　体育教育中身体美学的价值与实践 ·················· 94

第三章　体育瑜伽及其健康关系 ····························· 99

　第一节　瑜伽的诞生与发展 ································· 99

　第二节　瑜伽的特征与分类 ································ 101

　第三节　瑜伽的科学理论基础 ····························· 105

　第四节　瑜伽与健康的关系思辨 ··························· 111

第四章　体育瑜伽美学与审美价值 ························· 113

　第一节　瑜伽美学的认知 ··································· 113

　第二节　瑜伽运动呈现出的体育美学 ······················ 116

　第三节　瑜伽运动的审美价值探析 ························· 118

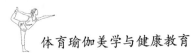

第五章　瑜伽科学练习的多元化探索……………………………………… 121

第一节　瑜伽科学练习的原则与要求……………………………… 121

第二节　瑜伽科学练习之呼吸……………………………………… 124

第三节　瑜伽科学练习之冥想……………………………………… 130

第四节　瑜伽科学练习之休息术…………………………………… 136

第五节　瑜伽科学练习之体位……………………………………… 141

第六章　瑜伽运动损伤的防护处理………………………………………… 188

第一节　瑜伽运动损伤常见原因分析……………………………… 188

第二节　瑜伽运动损伤的及时处理………………………………… 190

第三节　瑜伽运动损伤的预防策略………………………………… 192

参考文献…………………………………………………………………… 195

第一章　绪论

随着我国教育体制的改革和相关法律的逐步完善，健康教育作为学校体育工作的一个重要组成部分，以其独特的作用，影响和指导着体育教学，并对体育教学提出了更高的标准。在体育教学中积极推进健康教育是新课程改革的一个必然趋势。本章主要围绕体育教学与健康、体育锻炼的科学基础以及体育锻炼的原则展开论述。

第一节　体育教学与健康解读

一、体育教学的现实意义

（一）体育教学及其特点

随着社会的快速发展，经济水平的不断提升，人们的生活质量得到了很大提高。新时代背景下，体育活动受到了人们的广泛关注，体育教学在学校教育中的地位愈加重要，人们对体育教育的重视程度越来越高。在我国教育发展的初期，体育教学在学校教育中的地位很低，体育课并没有得到学生与老师的认可，甚至被当作"无用"的课程。随着现代教育的改革和发展，学生和教师对体育教育的观念发生了很大变化，如今体育教学已经成为学校教育中重要的一部分，受到了广大师生的喜爱和欢迎。本节重点研究了体育教学的基本内容，分别对体育教学的定义、特点、性质、功能、目标、任务等展开讨论。

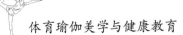

1. 体育教学的认知

体育的概念是随着社会的发展而发展的。体育是一种复杂的社会文化现象，它以身体与智力活动为基本手段，以人体生长发育、技能形成和机能提高等相关规律为依据，以促进人的全面发育、提高身体素质与全面教育水平、增强体质与提高运动能力、改善生活方式与提高生活质量为目的，是一种有意识、有目的、有组织的社会活动。

随着国际交往的日益频繁，体育事业发展的规模和水平已成为衡量一个国家、社会发展进步的重要标志之一，也成为国家间外交及文化交流的重要手段。体育可分为大众体育、专业体育、学校体育等种类。包括体育文化、体育教育、体育活动、体育竞赛、体育设施、体育组织、体育科学技术等诸多要素[1]。

（1）体育是一门学科。现代体育教学的内容包括三个方面，分别为教学任务、教学目标和教学内容。在我国学校教育的结构框架中，体育教学是一门特殊的学科，主要是培养学生的体育兴趣，锻炼学生的运动能力，提高学生的身体素质，与德、智、美、劳等组成合理的教学模块，使学生的综合能力得到更好的发展。现代体育教学形式主要是以课程讲解为主，其主要目的是提高学生的身体素质和身心健康，同时促进学生德、智、美三方面全面发展，有效保证教学目标实现。

（2）体育教学是教育的组成部分。当代体育教学中，体育教师在教学中占据着主导地位，一切体育活动都是在教师的指导下进行的，学生通过学习各种学科的知识，不断提高自身的综合素质。因此，体育教师应组织更多有计划、有目的、科学合理的健身活动，配合德、美、智等方面的课程，共同促进学生身心的全面发展。

（3）体育教学是活动。体育教学实质上是一种与体育相关的活动的组合。现代体育教学是一种有组织、有计划，能够促进学生在运动认识、体育技能、个人情感等方面和谐发展的活动。在现代体育教学活动中，使学生熟练掌握理论知识已经不是主要教学目的，只有将理论与体育活动相结合，才能更好地促进学生的全面发展。其实，现代体育教学就是在参与

[1] 陈诚. 体育与健康 [M]. 合肥：中国科学技术大学出版社，2011.

运动技能的基础上，不断学习体育活动中相关的运动技能，达到参与一定运动技能标准的过程，是一种体育感受体验的积累过程。

2. 体育教学的特点

体育教学并不是简单意义上的娱乐活动，也不是随意、无计划的教学活动。体育教学活动是由多种组成要素构成的，开展体育教学活动要以科学、合理的理念来进行。现代体育教学模式中，教学活动的组成要素主要包括八个方面，分别是体育教师、学生、教学环境、教学目标、教学内容、教学过程、教学方法和教学评价。

（1）学生要自觉而积极地锻炼身体。体育教学要结合体育课的特点，针对学生的具体情况来进行。高校体育课，要始终贯彻三项基本任务以增强学生的体质，使学生掌握相关的体育技能，同时也要注重学生的思想品德教育。根据学生的特点，有计划、有目的地教育学生自觉地参加体育锻炼，同时要注意生动活泼，但更要注意严格训练、严格要求，培养学生锻炼身体的习惯，振奋学生的精神，使学生具有健壮的体魄和良好的精神风貌。

（2）按照学生的正常生长发育和身体机能的发展特点进行教学。青年时期是一个人的黄金时代，同时也是决定一个人性格、体质、心理、智力发育水平的关键时段，而学生正处在这个成长时期。人体的生长发育是一个连续的、统一的发展过程，会受到各种因素的影响，如饮食营养、人体基因、社会环境等，都会引起个体之间较大的差异。因此，经常参加体育锻炼和不经常参加体育锻炼，也会引起人的大不相同。体育教学应当根据学生生长发育规律，科学合理地安排学生生活、学习和体育锻炼，使学生的身心健康成长。

一般到了青年时期，人的发育有所减缓，尚未完全定型，因此要使青年的身体正常地生长发育，就需要不断地增强体质，有计划、有组织地运用科学的方法锻炼身体。因为人体在进行体育活动时，新陈代谢作用旺盛，各相关器官系统都积极地参与活动，可以不断地促进各器官系统的发育。长期锻炼之后，人体的肌肉能发育得很强壮，体能也能得到很大提升，所以每个学生都要积极地参加体育锻炼，使体质不断地增强。

（3）体育教学过程的组织工作比较复杂。操场是学校进行体育教学的主要活动场所，在这里，可以让学生对所学的理论知识进行实践练习。

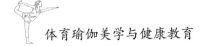

学生参加体育活动时，老师会以班级为单位，有时也会分为多个小组。在操场上进行锻炼时，由于学生人数较多，学生的活动区域比较分散，对教师的教学会产生一定的影响，不利于统一管理。特别是有的学生组织纪律懒散、积极性较差，再加上有的学校体育锻炼器材不足，都增加了教学过程中的复杂性。

为了达到教学的目标，校方应主动制定和完善相应的体育课常规，将课外实践的体育活动制度化、规范化，这样可以帮助教师有序地开展教学工作。体育教学过程中，组织工作是非常重要的一个环节，它可以帮助教师根据学生年龄、性格特点、场地条件和气候环境等因素来实施教学，使整个教学过程有秩序、有条理地进行。

（4）提高学生对自然环境的适应能力。有机体与周围环境有着不可分割的联系。有机体与环境统一的主要表现之一，就是有机体对生存条件的适应。体育课和课外体育活动，一般情况下应在室外进行，以使学生接受日光、空气和水的锻炼，逐步提高对自然寒暑条件的适应能力。学生应在教师的指导下积极地到户外参加体育锻炼，接受一定时间的日光照射，增加皮肤色素，这样不仅能给人以健美的感觉，更能促使色素保护身体的深部组织免受日光过度照射的损害。

（5）通过体育锻炼对学生进行思想教育。在教学过程中教师要分析体育教材的特点，结合一些真实例子，向学生展示生动的教材内容，并通过体育活动进行正确的思想品德教育。

"德智皆富于体"，有了健康的身体，才能以旺盛的精力、顽强的斗志去从事学习和工作，促进德、智、体的全面发展。一切重智育轻体育和重体育轻德育、智育的思想和做法，都是对党的教育方针的错误理解，都是片面的。为此，在贯彻教育方针，开展体育运动的同时，教师还要关心学生智育的发展，提高他们思维理解能力，并把思想教育渗透到体育教学的每一个环节中去，培养学生共产主义道德品质，使学校教育在德育、智育、体育三方面统一起来，发挥相辅相成、相互促进的作用，从而使学生的身心得到全面发展。

（二）体育教学的功能

现代体育教学中，体育课程不仅可以传授理论知识，还可以通过体育活动增强学生的体质。其功能是多种多样的，包括健身功能、智育功能、德育功能、竞争功能、娱乐功能和审美功能等。

（1）健身功能。健身功能是体育基本功能。通过体育锻炼，可以增强人民体质，提高健康水平。它可以改善身体形态，提高生理机能、身体素质和人体的基本运动能力，增强人对外部环境的适应能力和对疾病的抵抗力。

（2）智育功能。体育是促进智力发展的物质基础，只有良好的体质，才能保证有充沛的精力进行工作和学习。且体育活动可使人的听觉、视觉等各种感觉器官得到锻炼，使思维敏捷，使记忆力增强，从而促进脑功能的提高和智力发展。

（3）德育功能。体育是提高人思想道德素质的有效途径。体育通过各种复杂动作，使人们克服生理上的困难，对勇敢、坚强、刻苦等品质进行锻炼。

（4）竞争功能。随着社会的快速发展，人们之间的竞争力也越来越大，为了适应时代变化，必须不断提升自己的综合能力，这样才不会被社会所淘汰。因此，在体育教学中，教师在讲授体育知识时，一定要培养学生的竞争意识，提高学生独立解决问题的能力，为以后步入社会奠定稳固的基础。体育教学要培养学生敢闯、敢拼、敢于挑战的精神。体育比赛是一项竞技活动，需要不断挑战自我、战胜对手才能获得最终的胜利。所以，教师在教学的过程中要不断鼓励学生，提高学生的积极性，在潜移默化中培养学生的竞争意识。

（5）娱乐功能。体育可以调节人的心理状态，使人的精神得到放松，消除工作和学习中的疲劳。多种趣味体育的开展，也给人们生活带来了无穷乐趣。体育已成为人们的一种精神食粮，一种美的享受。

（6）审美功能。从表面来看，体育活动与个人的审美意识和审美能力并没有直接联系，但实质上二者之间是有促进作用的。体育教学可以帮助学生强健体魄，提升运动能力，造就更美的形体，掌握更优美的锻炼姿态，这是体育的外在美；体育还能培养学生的健全人格，展现学生的人格美，这是体育教学的内在美。现代体育教学中完美融合了美术、舞蹈、音乐等内容，形成一种崭新的复合型文化，对学生的各方面都能进行审美教育，提升学生的审美意识，熏陶学生美的心灵。

总体而言，体育是人类文明的组成部分，已成为评判一个民族健康状况的重要标志。体育虽然主体目标是健康，但更重要的是其包含着和平、明朗、健康的社会性和人性涵养的思想立场。体育更是"德""智""体""美""劳"全面发展中的重要一面。

目前，世界各国都特别重视体育的发展，对体育的投入也越来越大。我们国家对体育也很重视，现在已成为世界体育大国。作为21世纪的接班人——学生更应该了解体育，发展体育，用强健的体魄去为社会服务，为实现祖国的发展贡献力量。

（三）体育教学的目标与任务

现代体育教学中，合理地制定目标与任务非常重要。制定目标与任务不能过高、过大，要结合时代的发展特点，契合当前教育状况，结合师生的自身特点和课程要求，科学地规划目标与任务，并不断改进与完善。

1. 体育教学的目标

随着我国教育的不断改革，现代教育组成中体育教育的地位越来越重要，并在21世纪人才培养中起到了重要的作用。体育教学目标是学校体育实践的出发点，决定着学校体育实践的方向、内容和方法，指导着学校体育实践的全过程，具有导向、动员、激励的作用。学校体育教学的目标是学生在理论课程和体育活动中获取预期标准的成果，能为教学工作的有序进行提供明确的方向。通常情况下，体育教师会根据多方面要求合理规划教学目标，充分体现目标的灵活性和实用性，为后期的教与学提供切实可靠的依据。

学校体育教学要树立"健康第一"的指导思想，形成新的高等学校体育教育管理模式；选择符合"健康第一"的高等学校体育教育内容、落实相应的体育教学方法和手段；建立科学有效的学生体质健康评价体系、制定适应"健康第一"指导思想的高等学校体育师资队伍培养方案等。学校要对学生进行终身的体育教育、培养学生的体育意识、技能和习惯，同时加速和促进学校体育的教学改革和发展，促使高校体育进入新的发展阶段。以下就高等学校体育如何根据"健康第一"的指导思想，选择、确定与之相适应的体育教学目标，做一些初步的探讨。

（1）体育教学目标的概念。实质上，目标是一种理想状态下所能达到的高度。体育教学目标的制定是为了预估体育教学的成果。预期成果包括两部分，分别为阶段性成果和最终成果，也就是阶段性目标和最终目标。学校体育教学目标是对体育学习成果的预估和期盼，有了目标能够在教学过程中激发教师和学生的潜力，为实现制定的目标共同努力。学校制定的体育教学目标在很大程度上显示出教师与学生对学校体育课程编制、体育教学实施、课外体育活动等体育价值的理解，教学目标的合理性直接影响到体育教学实施和最终教学成果的实现。

（2）体育教学目标的层次。从体育教学目标的概念可以看出，目标有大小、长远之分，不同的目标，在实现的方式上会存在差异。体育教学目标有其自身的层次与内部结构，它是由多个不同的小目标组成的，具有一定的层次和范围。在体育教学过程中，前期目标就像其中的不同"站点"，而最终目标才是目的地。总而言之，教师在制定不同目标时，一定要充分考虑不同教学目标的上位和下位层次及其功能和特点。

（3）体育教学目标的选择。全民健身活动的开展对学校体育提出了新的要求，体育教学作为一种有计划、有目的的教学活动，其目标的选择和确定，应主动适应社会发展和变革的多元化，服从社会的需求和学生内在的需要。就目前我国所处的历史阶段来讲，增强学生体质，培养学生健康的身心，为中华民族的强盛和国家的可持续发展提供体质保证，是学校体育的总目标，这也是个人和社会的发展所需要的共同基础。从高校体育课出发就应设立这样的教学首要目标，即传授体育知识技能，为终身体育打好基础，发展创造能力，完善人格与个性，同时尽可能地同步发展体质，全面提高学生的体育能力。

第一，传授体育知识技能，为终身体育打好基础。体育作为教育的一门学科重要的是教会学生锻炼的方法和技能。传授体育知识和技能，为终身体育打好基础是其主要的目标，也是体育学科区别于单纯身体锻炼的根本所在。体育课的根本功能就是为学生保护身体健康、科学锻炼身体提供理论知识和方法指导，这种指导将会影响学生一生的健康发展。体育教学就如同教会他们如何"捕鱼"，而非简单的施之以鱼。通过教会学生体育知识和技能，可以帮助他们了解身体结构，预防各种身体损伤，使用紧急救护方法，并根据自己年龄和个体差异选择适合自己的运动，全面提高身体素质。

第二，重视个体需要，培养体育兴趣。兴趣是最好的老师，培养学生的体育兴趣，变"强迫体育"为"主动体育"，是实现体育目标的首要任务。学生进行体育学习的动力来自学生对体育的需要，青年身体各项机能处于旺盛时期，学生进行体育锻炼并不是因为个体完全意识到体育运动能够增强体质，更多的是根据自身的兴趣爱好来选择运动方式。但就实际意义来说，无论出于何种原因，只要学生参与运动，就满足了兴趣爱好，学生的体质就会得到改善。如果学生自己的运动欲望没有得到满足，就不会对体育产生兴趣，更不会由此形成终身体育的意识和习惯。学生毕业走向社会时，个人运动计划常常会被工作、生活等一些问题所拖累而滞后，且其身体正处在最健壮时期，所以很少有直接动机来调动其锻炼的兴趣，久而久之，体育锻炼行为就会被终止。因此，学生在校期间如果不注重培养个体的体育意识的话，就容易造成离开学校后，因为没有终身体育的意识而导致体质下降的现象。

所以，高校体育教学应尽可能地满足学生的不同需要，采用更灵活多样的方式进行教学，让学生能根据自身条件与兴趣爱好，不受班级、时间、教学内容的限制，自主选课、上课，以求更大的学习空间、更良好的学习氛围，以学生自学、自练和自我创新、参与竞赛的形式体现学生的自我价值，培养其竞争意识，为长期的体质改善和终身体育习惯打好基础。

第三，发展创造能力，完善人格与个性。体育教育需随着体育学科的发展、时代的进步和学生的变化而变化。现代社会需要的是综合性人才，即具备身心协调发展、终身发展能力、创新能力的新型人才。因此，体育教育应注重培养学生的创新精神、创新性思维及能力。

体育活动中充满了创造性和想象力。例如，篮球运动中的"三对三对抗赛""七人或九人制足球比赛""降低球网高度的排球赛"等都是由正规的赛事演变而来的，这些运动更加简单易行，深受高校学生喜爱。因此，在体育教学中，要充分调动学生的积极性，以学生为主体，使学生在学习知识、技术、技能的过程中，不断发展自身的主动性。注重启发学生对运动项目进行分析、加强学生对运动项目锻炼功效的了解，因人而异、因地制宜地选择、保留其中的健身和娱乐功能，使之能够适应现实环境，创造出新颖、简单、有趣的运动形式。在体育课中，根据学生的认知能力、技能掌握能力和实际学习的可能性，有区别地设计和进行教学，给学生一些自主的时间和个性发挥的空间。

例如，在健美操课中，让学生自己设计准备活动、热身活动以及放松活动，在练习中采用小组自主练习的方式，让学生们能够互帮互教、共同进步；在球类教学课中，可以让学生自己编排赛制、组织比赛等，并以此提高学生的组织能力、团队精神和个人竞争能力等良好的心理品质。

在体育课程的设置上，要重视学生个性发展，遵循因材施教的原则，为学生多提供一些选择，如在内容、方法、进度等方面，让学生有一定的选择余地，如此，学生才能进行真正意义上的自主学习、合作学习。在考核评价体系上，不仅要进行专项技能的考核，而且要把整个评价过程考虑进去，从而使每个学生都能在原有的基础上得到完善和提高，从根本上改变那些消极、被动、身体素质差的学生的观念，让他们真正体验到"我运动，我快乐"。

2. 体育教学的任务

（1）提升健康、增强体质。现代生活中，人们对健康非常重视，但是健康和体质是两个完全不同的概念，二者之间既相互联系又有区别。生活中我们所指的健康主要包括三方面，分别为身体、心理和社会，它是一种三维的健康理念。而体质主要是说人体的质量，主要包括体能、体形和体格。人与人之间的体质存在很大的差异性，主要是受遗传基因和生活环境的影响。学生要提高身体素质、增强体质最直接的方法就是加强体育锻炼。通过科学、合理的体育运动，学生既可以由弱变强，还能提高身体的机能，增强免疫力。所以，"提升健康、增强体质"是我国体育教育的首要任务。

（2）提高运动技术水平。随着国家经济的快速发展，一个国家的体

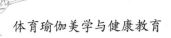

育水平会对国家的综合国力产生重大的影响，并且国家体育运动水平直接反映出国家体育事业的发展状况。一个国家的运动水平是众多因素影响下的综合表现，包括国家经济、政治、文化、科技、教育等，它也能展现出一个国家或民族的精神和形象。因此，在提倡人们健康运动的同时，也要稳步提高人们的运动技术水平。

（3）掌握体育方法。要想实现体育教学目标，就得找到恰当的体育方法，因为体育方法是实现目标的根本途径。体育的方法是为实现体育目的而采取的各种身体活动内容和方法的总称。现代体育教学中，可采用的活动形式有很多种，但并不是所有的活动内容和手段都适合体育教学，只有按照体育教学目标和任务采取的手段和方式才能称为体育方法。

上述三点体育教学任务是互相联系的统一的整体，它是通过体育的实践活动和理论讲授来完成的。这三点体育教学任务，必须协调一致，同等对待，不能偏袒其中某一项。但在体育教学中，也要根据课程的具体任务、教学要求和教学特点而有所侧重。

二、健康观念改变与影响因素

（一）健康的认知

《黄帝内经》对健康的界定，可总结为一个词语——形与神俱，即健康必须要做到"形"跟"神"俱在，换言之，即只有"身心合一"才能够健康。"形"就是身体、形体，"神"就是精神和心理状态。健康的状态是"身心不二"的，仅仅锻炼其"身体"，不修其"心智和德行"，是达不到健康的。

《黄帝内经》把健康的人还高度概括为"平人"。简单来说，"平人"就是阴阳平衡、经络畅通、形体强健，人与自然、社会统一的平衡状态。

世界卫生组织给出的健康官方定义为：健康是整个躯体、精神与社会的完满和谐状态，且要求身体没有疾病或虚弱。但是，这一定义在一定程度上还是不够完善的。首先，这一概念是站在医学的角度，以疾病为依据而给出的，考虑范围不够全面；其次，这个概念只强调了人的身体、心理和社会完满和谐的平衡状态，而没有注意到机体自身所拥有的一系列自组织调节的平衡机制和自强不息的生机活力，以及应激适应或反应能力；再次，这个概念也没有意识到任何一个生命体的系统完备性。人体系统若有太多漏洞，在反抗和应对外在系统时就会极易遭到攻击而出现问题，甚至崩溃；最后，这个概念只注意到了人的健康，没有考虑到社会健康和自然健康问题。

健康是一个动态的过程，影响一个人健康的因素随时随地都存在着。一个健康的人，从健康巅峰状态，到身心逐步受损，再发展到严重的疾病状态，是一个连续的生命过程。健身活动和健康之间呈正相关，健身活动加强时，危及健康的危险性下降，寿命逐步上升。但这并不意味健身活动继续加强，健康状况就会持续增进。需要注意的是，适量的健身运动可产生最佳的健康，而过量的运动则易导致运动伤病和传染病抵抗力下降。准确地说，有规律的中等强度的健身活动能增进健康。

（二）现代健康观

三维健康观是世界卫生组织在 1948 年的组织法中提出来的，这种观点认为健康不仅仅是没有疾病或者体弱的状态，还应包括生理的健康、心理的健康、社会适应的完满状态这三个方面。

生理的健康、心理的健康、社会适应的完满状态这三个方面，对于每个人来说，其实都是非常重要的。三维健康观就像三足圆鼎，任何一足出现了缺失，都会使得它失衡。疾病只是身体健康中很突出的一方面，但是现在疾病范围已有所扩展，心理方面和社会适应能力方面的疾病在日常生活中也频繁出现。

健康一直是个永恒的话题，很多专家和机构都对健康进行了不同方面的研究，不仅包括生理的、心理的、社会的，甚至包括心灵的、文化的、道德的。随着我们对健康内涵认识的不断加深，健康的外延的不断延伸，这样就慢慢形成了内容丰富的现代健康观。

（三）健康的影响因素

1. 行为影响因素

行为是有机体在外界环境刺激下所产生的生理、心理变化的反应，这种反应可能是外显的，易被他人直接观察到，也可能是内隐的，难以被直接观察。内隐行为需要通过测量和观察外显行为来间接了解。由于人所具备的生物性和社会性，人类的行为也可分为本能的和社会的两大类。个体的社会性行为是人与周围环境相适应的行为，是通过社会化过程确立的。不良行为是影响健康的重要因素，几乎所有影响健康因素的作用都与不良行为有关。例如，吸烟与肺癌、贫血性心脏病及其他心血管疾病密切相关。

2. 环境影响因素

健康不仅是个人身体和精神的健康，更强调人体与自然环境和社会环境的统一。人类整体的发展不仅需要提高生命质量，同时还要保持环境的可持续发展，这是探索健康生态学的基础。世界卫生组织环境与健康委员会的报告中提到"维护和促进健康应该放在环境和发展关注的中心"。因此，人类必须整合与平衡目前或今后将要面临的环境、健康、发展问题。

（1）自然环境因素。自然环境是指环绕于人类周围，能直接或间接影响人类生存和发展的一切天然形成的物质和能量的总体。如空气、水、土壤、阳光和各种矿物质、植物、微生物等。按其受到人类活动影响的大小，可分为次生环境和原生环境。

①原生环境。原生环境又称第一类环境，指的是未经人类活动影响，与人类活动无关的自然环境。在原生环境中，富含许多对人类健康有利的因素，例如人类可以从中获取适宜生存的化学组成的水、空气、土壤以及太阳辐射、微小气候等。但有些原生环境，由于各种原因也会对机体产生不利的影响。如有些地区水或土壤中的某些元素含量过多或过少，人群如果长期在该地区生活，会对健康产生不良影响，甚至会出现地区性的特异性疾病，又称生物地球化学性疾病。另外由于原生环境具有不可控性，在自然力作用下，各种自然灾害和地方性疾病都会对人的生存和生活造成极大的影响。因此，原生环境问题仍是当今环境问题中的第一问题。

②次生环境。次生环境指的是在人为活动影响下形成的环境。在自然

环境中，由于物质交换、物质迁移、物质转化以及能量和信息的传递，自然环境发生了重大的变化，次生环境由此产生。所谓的"第二环境问题"指的就是次生环境问题，它是由人类经济和社会活动等人为因素所导致的环境污染和生态破坏，是当下亟须研究和解决的重点环境问题。人类的活动如能维持环境中物质、能量的平衡，就会产生良好的影响。如不能维持物质、能量的平衡，就会使次生环境变得恶劣，给人类带来危害。如大量砍伐森林，占用耕地，大量排放废水、废气、废渣等，都会使环境质量急剧恶化，对人类健康造成损害，引起公害事件和产生多种公害病。

（2）社会环境因素。社会环境又称"文化—社会环境"，包括社会制度、法律、经济、文化、教育、民族、职业等。社会环境对人类健康的重要作用，主要是由经济和社会发展水平或结构等因素引起的各种生活问题。具体而言，社会制度决定了与健康相关的政策和资源保障；法律、法规决定了对人健康权利的维护；经济决定着与健康密切相关的衣、食、住、行；文化教育决定着人的健康观，以及与健康相关的风俗、道德、习惯；民族影响着人们的饮食结构和生活方式；职业决定着人们的劳动强度、方式等。

3. 生物学影响因素

（1）遗传因素。遗传是先天性因素，种族的差别、父母的健康状况和生存环境等因素都会对下一代的健康产生较大的影响。已知人类的遗传性缺陷和遗传性疾病近 3000 种（约占人类各种疾病的 1/5）。另外，遗传还与高血压、糖尿病、肿瘤等疾病的发生有关。

（2）生物性有害因素。生物性有害因素的来源非常广泛，可能是地方性的，也可能是外源性的；可能是人类特有的，也可能是人畜共患的；可能是生活性污染，也可能是生产性污染。生物性有害因素可能导致多种疾病的出现，给个人、家庭和社会带来严重的负担。

①传染病与寄生虫病。传染病和寄生虫病是生物性有害因素导致的最主要的一类疾病。传染病是指能够在人与人之间或者动物与人之间相互传播的感染性疾病，如肺结核。中华人民共和国成立以来，由于社会经济的发展，以及大力开展爱国卫生运动和初级卫生保健工作，我国人群的传染病得到了很好的控制。传染病已退出我国城市地区居民死因前十位，但传染病和肺结核在我国农村地区，仍是居民死因的第七位。寄生虫病仍然是

危害我国人群健康的主要公共卫生问题之一，长江流域部分省区寄生虫感染率甚至高达 50%。

②食物中毒。食物中毒是由食品污染所引起的一类急性非传染性疾病，可分为细菌性和非细菌性食物中毒两大类。

③过敏性疾病。空气生物污染，尤其是室内空气的生物气溶胶（主要含病毒、细菌、壁虱和真菌等）常常引起呼吸系统疾病，其中以哮喘等过敏性疾病最为常见。

④癌症。一些生物病原体可以导致癌症，如乳头瘤病毒可致宫颈癌，乙型和丙型肝炎病毒可致肝癌，EB 病毒可致鼻咽癌，幽门螺旋杆菌可致胃癌，血吸虫可致胆管癌及膀胱癌，艾滋病毒可致淋巴肉瘤等。

⑤其他急、慢性疾病。急、慢性疾病在日常生活中较为常见，如空调病、十二指肠溃疡等，其发病病因复杂。目前普遍认为空调病（又名病态建筑综合征）与建筑物换气不良、空气中细菌和真菌大量繁殖有关。而一些生物病原体也可能是诱发或加重某些慢性病的重要原因，如幽门螺旋杆菌可诱发胃十二指肠溃疡。目前，科学家们还在探讨生物病原体在慢性心血管疾病、呼吸系统疾病、内分泌疾病和泌尿系统疾病等的发生和发展过程中的作用，人工免疫和抗生素有望在慢性疾病的预防和控制中发挥作用。

4. 健康服务影响因素

（1）健康服务的基本机能。健康服务的基本机能可分为保健功能和社会功能两种。其中保健功能就是通过一系列的预防保健、治疗康复、健康教育手段维护人的身体健康，降低人群发病率和死亡率，提高人们的生命质量。而健康服务的社会功能常常被忽视，实际上，健康服务对社会的发展起着极其重要的作用，主要有以下三点：

第一，医疗保健服务使患者康复，恢复劳动力；延长寿命，延长劳动时间，能够有效地提高生产力水平。

第二，消除由疾病带来的恐慌和焦虑，增强患者的安全感；能够稳定人心，对社会也起到一定的安定作用。

第三，健康管理不仅仅是针对人的身体而进行的健康服务，它同时也关注着人的心理健康，帮助人们释放心理压力，消除社会不安隐患，增强社会凝聚力。

（2）健康资源与健康。健康资源的投入及其分布对人群健康影响极大。在不发达国家，健康资源投入不足的现象极为普遍，这些国家的健康经费很难达到世界卫生组织要求的占 GNP。5% 的标准。而健康资源分布不均匀问题在世界各国都存在，最突出的是城、乡之间分布不均匀。此外，世界有近半数人口存在健康问题，这与国家的健康水平和所享有的健康资源有关。发达国家无论是健康水平，还是健康资源都远远超过了发展中国家。因此，在发展中国家实施卫生保健是刻不容缓的。

（3）健康服务的组织实施与健康。开展健康服务离不开一定的资源投入，但是如何对健康资源进行合理的分配和实施也是为获得理想健康效益需要重点考虑的问题。因此，我们要对居民实际的健康需求展开深入的调查，深化医疗体制改革，推行相应的有利于人民身体健康的社会保健制度，采取多种保健形式（自我保健、家庭保健、社区保健等），合理利用健康资源，争取将健康效益最大化。

5. 卫生医疗服务影响因素

卫生医疗服务就是面向社会和个人提供的，各种促进身体健康、预防疾病以及康复治疗的医疗服务。但随着社会经济的发展及人们生活水平的提高，卫生医疗服务的任务不仅是治病救人，还包括维护和促进人群的健康。

从健康的角度来看，卫生医疗服务对健康有着很大的影响。例如医疗水平低，误诊、漏诊，医务人员数量少、质量差，初级卫生保健网不健全，重治疗轻预防、重城市轻农村，缺少康复机构，医患关系不良等都是不利于健康的因素。当今世界各国的社会发展和经济制度各不相同，卫生资源的数量、质量及其分配和利用方式差别也很大，发展中国家的卫生资源严重短缺。此外，在卫生人力方面，世界各地也存在显著差别。

第二节　体育锻炼的科学基础

人体是由各器官系统组成的有机整体，要想通过体育锻炼达到增强体质、提高身心健康水平的目的，就必须掌握很多科学规律。例如，体育锻炼的科学化、定量化与锻炼效果是密切相关的，不同性别、体质、年龄的人，由于体质和健康状况的差异性，其对锻炼的内容、方法、生理心理负荷、运动强度等均有不同的科学要求。参加课余训练的学生，增强身体素质及提高运动成绩也必须遵循科学的规律。

一、体育锻炼的生理学基础

（一）体育锻炼与能量提供

1. 人体运动时的能量供应

（1）运动时的供能系统。人体运动时的唯一直接能源是体内的一种特殊的高能磷酸化合物——三磷酸腺苷（ATP）。肌肉活动时，肌肉中的 ATP 在酶的催化下，迅速分解为二磷酸腺苷（ADP）和磷酸，同时释放出能量供肌肉收缩。但是人体肌肉内 ATP 含量很少，依靠肌肉中的 ATP 做功只能维持 1 秒左右，因此机体只有不停地合成 ATP 才能满足肌肉收缩的需要。人体内有三个系统可以合成 ATP，分别是磷酸原系统（ATP-CP 系统）、乳酸能系统和有氧氧化系统[1]。

（2）运动时三个供能系统的特点。人体在从事各种不同的运动时，其能量供应都源于这三个供能系统。发展这三个供能系统的方法各不相同。

第一，磷酸原系统。肌肉活动的直接能源是 ATP，ATP 水解为 ADP，释放出能量供肌肉做功。磷酸肌酸（CP）是储存在肌细胞内的另一种高能磷化物，安静状态下肌肉中 CP 的含量约为 ATP 的 3 倍。剧烈运动时，肌肉中 ATP 含量减少而 ADP 含量增加，ATP/ADP 的值将变小。ATP/ADP 的值对调节能量代谢过程有着极大的意义。比值稍一变小，即可促使 CP 分解释放能量，供 ADP 再合成为 ATP。在运动后的恢复期，肌肉中 ATP 大量合成，经肌酸激酶的催化作用，肌酸磷酸再合成为磷酸肌酸。全身肌肉中磷酸原系统供能能力仅能持续 8 秒左右。磷酸原系统供能是短时间、大强度运动的主要供能方式。发展这一系统供能能力最好的训练方法是持续 10 秒左

[1] 陈诚. 体育与健康 [M]. 合肥：中国科学技术大学出版社，2011.

右的全速跑，且重复进行练习，中间休息 30 秒以上。

第二，乳酸能系统。当机体进行稍长时间（多于 10 秒）的大强度运动时，仅靠 CP 已不能满足机体对能量的需求，而且此时供给机体的氧量也不能满足运动的实际需要，这种情况下的 ATP 的再合成主要依靠肌糖原的无氧酵解。由于糖酵解的产物是乳酸，因此这一系统被称为乳酸能系统，又称无氧糖酵解系统。依靠糖酵解再合成的 ATP，剧烈运动可持续 30 ~ 40 秒以上，随后由于乳酸的生成和积累，酵解作用将部分或完全被抑制。因此，依靠糖酵解供能的运动不能持续太长时间。400 米和 800 米跑是典型的乳酸能系统供能的运动项目。

第三，有氧氧化系统。在氧供应充足的条件下，机体可将糖和脂肪氧化分解成二氧化碳和水，同时释放出大量能量来合成 ATP，这一过程称为有氧供能系统。除糖和脂肪氧化功能外，蛋白质也可参与供能，但所占比例较小。运动初期糖是主要的供能物质，但随着运动时间的延长，脂肪供能比例不断增加，蛋白质也将参与供能。所以，有氧氧化系统是进行长时间耐力运动的主要供能系统。人体的有氧供能能力和心肺功能有关，要提高这一供能能力，可采用较长时间的中等或较低强度的匀速跑，或较长距离的中间间歇训练等。

无氧供能和有氧供能是机体在不同的运动强度和运动时间下，依据需氧量的不同而采取的两种供能方式，它们紧密相连，不可分割。10 秒以内的短时间大强度的运动，几乎完全依赖无氧供能；800 米跑的无氧和有氧供能比例相差不大；长时间低强度的运动，有氧供能占主导地位。

肌肉收缩时，肌细胞中 ATP 水解后的再合成并不孤立地依靠某一种能量代谢途径来提供高能磷酸基团。其实各种供能系统的能量转换机制之间有着密切的联系，这也才能保证整个肌细胞能量代谢的有机协调和高效运作。因此可以认为，在肌细胞内 ATP 再合成过程中，各种代谢途径所提供的高能磷酸基团之间的转换，是一种极其有效的细胞自身调节机制。

2. 人体运动时的能源消耗

糖、脂肪和蛋白质是机体主要的能源物质，人体生命活动所需能量的 60% ~ 70% 来自糖。安静时糖供能占 25%，脂肪供能占 75%，糖供能比例与运动强度的增大成正比。长时间低强度运动时脂肪是最主要的能源。在运

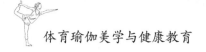

动强度为 25% 最大摄氧量时，糖和脂肪供能各占 50% 左右；运动强度达到 50% 最大摄氧量水平时，糖供能占身体总耗能的 65.9%，成为运动的主要供能物质；而在 70% ～ 90% 最大摄氧量水平范围内运动时，肌糖原是决定性的供能物质。

（二）体育锻炼与供氧系统

心肺供能是影响人的健康素质的重要因素。人体供氧能力不但影响人的健康，而且还会影响人体运动能力。

1. 氧运输系统

氧运输系统由呼吸系统、血液循环与心血管系统组成。呼吸系统由气管、支气管和肺泡等组成。呼吸系统有两个主要功能：吸入氧气和排出二氧化碳。氧运输系统工作的第一环节就是肺的呼吸运动。肺与外界环境的气体交换过程被称为肺通气。肺泡与肺毛细血管血液间的气体交换被称为肺换气。人体不能储存氧气，必须根据需要吸入，所以人体呼吸系统的工作是不间断的。

呼吸系统把氧气从体外吸入体内，氧气进入血液与血液中的血红蛋白结合。血液在体内沿一定路线流动：右心室的血液流向肺部，在此进行气体交换，吸收氧气，随后血流又会流回右心室，再从左心房流入左心室，由此流遍全身；在给全身细胞供给营养并装载了代谢废物之后，血液又流回右心房。血液在全身循环一次所需的时间不到 1 分钟。在整个氧运输系统中，心血管系统功能处在重要地位。可见，心脏对人体健康至关重要。

2. 最大吸氧量

衡量人体氧运输能力的强弱，除了用心血管和呼吸系统的一些指标外，常用的衡量指标就是最大吸氧量。最大吸氧量就是人体在运动时，呼吸系统和循环系统功能达到最大能力时每分钟能够吸入并被身体利用的氧的最大量。最大吸氧量是反映心肺功能的有效指标，它直接反映个人的最大有氧代谢能力，常作为氧运输系统的整体功能的综合性指标。普通健康人最大吸氧量是每分钟 2 ～ 3L，而经常锻炼的人可达到每分钟 4 ～ 5L，甚至 6 ～ 7L。

运动时，肌肉激烈活动，机体对氧的需求较平常大大增加，因此，人体最大吸氧量将直接影响运动能力，尤其是耐久性质、以有氧代谢为主的运动，其与最大吸氧量的关系更为密切。

测定人体最大吸氧量，可采用直接测定法，但这种方法往往受环境、设备条件等因素限制，一般在学校不易普及。因此，在学校测量学生最大吸氧量，建议使用台阶测定推算最大吸氧量的方法，其推算公式是：最大吸氧量 =1.488+0.038× 体重（kg）-0.049× 台阶负荷时第 5 分钟后心率（次 / 分）。

二、体育锻炼的营养基础

营养是人体获得和利用食物的综合过程，是保证人体正常生长和发育的重要因素。影响人体生长发育的因素是多方面的，其中遗传因素决定生长发育的可能性；外界环境的诸多因素则影响生长发育的速度。在外界环境的诸多因素中，营养因素对人体生长发育最为重要。合理的营养是增进健康、提高工作效率、防治疾病、延年益寿的重要保证。营养不良不仅使人体的各项生理机能下降，降低人体对外界环境变化的适应能力和防御能力，甚至成为某些疾病的致病因素。

营养与运动都是维持和促进人体健康的重要因素，营养素是构成机体组织的物质基础，运动可以增强机体活动的功能，营养与运动的科学配合，可以更有效地促进身体的生长发育并提高健康水平。如果只注重营养而缺乏体育运动，就会使人体肌肉松弛、发胖、活动能力减弱；如果只重视单纯的体育运动而缺乏必要的营养保证，体内消耗的营养物质得不到补偿，就会影响身体的发育和健康。

人体运动时，能量消耗明显增加，增加的情况取决于运动的强度和运动持续的时间。人体活动的直接能量来源于 ATP 的分解。神经传导兴奋时离子转运，需要 ATP 供能；腺体的分泌活动，分泌物透过细胞需要 ATP 供能；消化管道的消化吸收，需要 ATP 供能；肾小管的重吸收活动，需要 ATP 供能；肌肉收缩也需要 ATP 供能。可见，ATP 是人体活动的直接能源。而最终的能量来源于糖、脂肪和蛋白质的氧化分解，氧化分解所释放的能量供给 ATP 的重新合成。

近年来，随着体育科学的迅速发展，运动营养学，尤其是运动中能量的消耗与补充受到了人们特别的注意与重视。一些体育科学发达的国家，已开始将运动营养学与训练有机地结合在一起，使运动训练效果和运动成绩迅速提高。

（一）不同运动的营养特点

由于各种体育运动项目的技术结构、运动强度和神经紧张程度不同，运动时的能量消耗和三大能源物质的分配也不一样。同时，各运动项目对营养素的需求量也存在着差异，因而在能源物质的供应和能量的消耗上有各自的特点。

（1）速度性运动的营养特点。速度性运动的代谢特点是能量代谢率高，运动中高度缺氧，能量供给主要依靠磷酸原系统和糖的无氧酵解。因此，膳食中应含较多易吸收的碳水化合物、维生素 B1 和维生素 C，同时还应有足够的蛋白质。

（2）耐力性运动的营养特点。耐力性运动的代谢特点是运动时间长，热能与各种营养的消耗大，能量代谢以有氧代谢为主；肌糖原消耗大，蛋白质分解加强，脂肪供能比例随运动时间延长而增大。因此，应供给充足的糖，以增加体内糖原储备；还应增加蛋白质和铁（瘦肉、鸡蛋、绿叶蔬菜等）的摄入；膳食中可适当增加脂肪含量、维生素 C 及维生素 B。

（3）力量性运动的营养特点。力量性运动要求肌肉有较大的力量和较强的爆发力，所以肌肉对蛋白质的需要量大大增加，特别是在训练初期，要供给充足的蛋白质和维生素 B1，同时也要保障碳水化合物、铁、钙和维生素 C 的供给。

（4）灵巧性运动的营养特点。灵巧性运动要求机体的协调性高，神经系统紧张，为完成高难度动作，对体重的控制有较高的要求。所以膳食中要保障充分的蛋白质、维生素 B1、维生素 C 和磷。

（5）球类运动的营养特点。球类运动对速度、耐力、灵敏和力量等素质都有较高要求，所以球类运动的营养供给应做到全面。球类比赛间歇中，一般不必进食，可服少量含水果酸及维生素 C 的饮料；感到饥饿时，可在饮料中加些葡萄糖。

（6）游泳运动的营养特点。游泳运动使机体散热量增加，能量消耗量加大。所以，膳食的热能要高，同时要注意补充较多的脂肪和维生素A，以利于保持体温和保护皮肤。

（二）不同运动时期的营养特点

1. 比赛前期的营养特点

赛前10天左右，一般属于调整期，这时训练的强度突出而量较小，膳食中热量应减小，以防止不适宜地增加体重，对比赛不利。参加短跑和跳跃项目者的膳食应保证有较多的蛋白质和足够的糖，减少脂肪的摄入；参加投掷项目者此阶段主要进行类似比赛强度的完整技术练习，对肌肉的最大力量及爆发力要求较高，所以应注意高蛋白质食物的摄取，每千克体重不少于3g；对从事耐力项目者而言，为了提高比赛时的运动能力，应特别注意增加体内糖原的储备，可选择高糖膳食，膳食中的糖含量应达到60%，不要过多进食蛋白质和脂肪等酸性食物，以防止体液偏酸，不利于比赛。

此外，比赛前10天内还应多吃蔬菜、水果，以供给充足的维生素和微量元素，尽量使它们在体内达到饱和状态。每日维生素A、维生素B1、维生素B2、维生素C、维生素E等的摄入量可增加到平时的1～2倍。维生素C、维生素E摄入后40～60分钟即可发挥作用。短距离、中距离跑可以在赛前60分钟服维生素C和维生素E各100mg，长跑、马拉松可在赛前30分钟服维生素C、维生素E各200mg，这对维持心脏、肌肉、红细胞的供能都有好处。

2. 比赛当日的营养特点

第一，赛前饮食。不要空腹参加比赛，应在赛前两三小时进食最后一餐。食物应体积小、热量高、易消化、合胃口，以糖为主。尽量不吃豆类、肥肉、韭菜、芹菜、粗杂粮等难消化、纤维多、产气多、造成腹胀的食物。短时间结束的项目，不用考虑能量不足的问题；长时间的耐力项目，饮食热量应充足，除供应高糖外，还应吃些蛋白质和脂肪性食物，以维持饱腹感，运动时还可以节省糖，以免糖过早耗尽而出现疲劳现象，另外，还要补充维生素和无机盐。赛前30～90分钟内不要服糖，因为可能引起比赛时出

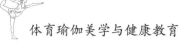

现低血糖反应而影响比赛，但运动前 20～30 分钟内服糖，则有防止低血糖发生的作用，但是不能超过 60g。

第二，赛中饮料。在超长距离项目的比赛中，由于水分、盐分丢失多，能量消耗大，途中通过饮料补充能量、盐分和水分，对维持运动能力有良好作用。摄入量视气温而定，原则是少量多次。饮料通常多由鲜果汁、糖、柠檬酸、食盐等加水配置。

运动时，饮用运动饮料可增强体力，推迟运动型疲劳的出现。例如，从事耐力项目，可饮用含糖较高的饮料，如健力宝、高能运动饮料、沙棘精等；短时间剧烈运动中会出现缺氧现象，酸性物质生成较多，可选用碱性电解质饮料；当体力下降，身体机能不佳，血色素低时，可选择滋补强身的饮料，如沙棘精、枣汁等。

3. 比赛后恢复期的营养特点

参加长时间竞赛，如马拉松、足球等项目，恢复期补充营养的主要目的是尽快恢复体液平衡和体能平衡，消除疲劳。比赛结束后即饮用一杯含 100～150g 葡萄糖的果汁，对促进肝糖原的恢复、防止肝脂肪浸润、消除中枢神经疲劳有良好的作用。其后按照补水原则逐步恢复机体的水盐平衡。在休息两三小时后，可吃一些精细、可口、高热量的食物，以促进热量及其他营养素恢复平衡。

比赛后两三天内的膳食，仍应维持较高的热量和丰富的营养素，因为比赛时所消耗的热量和营养素不可能在一天内就得到恢复。此外，恢复期由于身心负担小，运动负荷和训练强度都降低，食欲会不断增加，因此要注意控制体重的增长。

三、体育锻炼的健康促进基础

（一）体育运动促进健康的原理

现代人对健康的理解已不仅局限于医疗领域，也不再简单地用药物、手术等方式来对抗疾病、保护健康，而是转向防、治相结合的策略。对未患病人群，主要采取预防措施，努力将健康危险因素控制在最低水平，减少发病率；对已患病的人群，则主要采用相应的医疗手段来恢复机体的正常功能，并通过健康的生活方式加以干预调节，从而加快机体的康复进程。

1. 体育运动促进健康的理论认知

体育运动能够促进人的身体健康。体育是身体的运动，它要求人体直接参与活动，这也是体育的本质特点之一，这个特点决定了体育的健康功能。随着人类科学技术的不断发展，人的体力劳动负担减小，脑力劳动大幅度增加，工作之外的闲暇时间也随之增加。这就需要人们参加体育活动，使身体获得积极休息。

①体育运动对生理机能的促进。

第一，促进大脑皮层兴奋和抑制。神经传导过程的强度是针对细胞的工作能力和这种能力的极限而言的。例如，经过训练的网球运动员比没有经过训练的人在网球比赛过程中的成绩要好得多，这是网球运动员神经冲动的强度、同步性比没有训练的人高的表现，也是网球训练提高了大脑皮层细胞兴奋强度的缘故。

神经传导过程的灵活性指的是一个神经传导过程变为另一个神经传导过程的快速程度。转变速度越快，神经传导的灵活性越高，反之则越低。如参加体育比赛时运动场上瞬息万变，必须使中枢神经系统迅速作出分析判断，并要求快速协调身体各器官、各系统的机能及时完成复杂而多变的动作。这些快速变化的情况，使各种条件反射不断刺激中枢神经系统，并在中枢神经系统中加以巩固，使中枢神经系统对刺激的反应能力提高。通过对反应时的测验，可以发现运动员和非运动员之间、同一人在不同运动项目之间，其神经传导过程的灵活性方面都有明显的区别，说明运动训练大大降低了神经传导在细胞质间所延误的时间，加快了传递速度，提高了神经活动的灵活性。

神经传导过程的均衡性是指大脑皮质兴奋和抑制过程强度的对比关系。通常来说，大脑皮质兴奋程度越强，抑制过程也越强，两个过程保持均衡。如果两个过程中的一个特别强，而另一个相对较弱，那么两个过程就是不均衡的，如失眠就是兴奋过程强于抑制过程，是均衡性差的一个表现。由于体育运动具有较高的技巧性，要求各部位肌肉和有关器官协调配合，经常参加体育运动能使神经传导的准确性和协调性受到良好锻炼，从而提高神经过程的均衡性。

第二，促进神经传递介质。体育运动能丰富神经细胞突触中传递神经冲动的介质（如乙酰胆碱或其他物质），在传递神经冲动的过程中释放更多的神经介质，缩短神经冲动在突触延搁的时间，加快突触传递过程。如乒乓球运动员反应时只有120毫秒，一般运动员为200毫秒，非运动员为400毫秒。

第三，促进大脑疲劳的消除。大脑皮层是由不同形态和不同功能的神经细胞组成的，大脑皮层的基本活动过程就是兴奋和抑制的过程。体育运动使大脑皮层神经细胞在兴奋和抑制这两种功能之间不断地相互转化。在体育活动时，大脑皮层运动区域的神经细胞兴奋，由于"负诱导"作用，已经疲劳的神经细胞的抑制活动会得到加强，消除疲劳的速度加快。具体过程为：静脉血的回流量会随着人体运动而不断增多，心脏跳动变强，加快血液循环的速度，单位时间内的脑血流量增多，脑细胞获得的氧气和养料供应更加充足，新陈代谢加快，代谢物排泄速度加快，神经细胞疲劳感得到消除。

②体育运动对运动系统的促进。

第一，对关节的促进作用。体育运动中的很多动作需要人体关节进行大幅度活动，如此便能促进关节周围的肌肉力量增强，提高关节周围韧带、肌肉的伸展性，同时促进关节囊和韧带增厚、增粗，提高其弹性，使人体关节的运动幅度得到扩大，关节的灵活性得到提高，提高关节的稳定性。

第二，对肌肉的促进作用。人体在运动过程中会产生生化反应，肌肉中的蛋白质和糖原等物质会增多，而水分将减少。肌肉得到了更多的营养物质后，肌肉纤维变粗，体积增大，就可以提高肌肉的收缩力量。体育运动使肌肉中的蛋白质和肌红蛋白的含量增加，大大提高了肌肉中的贮氧能力，改善了肌肉活动的能力。再者，由于体育运动动作复杂多变、形式多样，也就提高了神经系统对肌肉的控制能力。此外，经常运动能防止体内脂肪堆积所导致的身体发胖和肌肉松弛无力的症状，从而保持良好的肌力和正常的脊柱外形和体态。

③体育运动对呼吸系统的促进。

第一，促进呼吸肌力量增强。人体在进行体育运动时，需要将营养物质氧化分解为能量提供给肌肉,这个过程需要大量地吸入氧气,排放二氧化碳。因此人体的呼吸器官需要加强工作,提高效率,满足身体运动的需求。

随着呼吸运动的加强,呼吸变得主动和深入,呼吸肌的活动也必然加强,呼吸肌收缩和舒张的能力随之提高。人体经常参加体育运动能够提高呼吸肌的力量和耐久力,同时肋骨的活动性也会随之增加,胸廓的活动范围会扩大,从而改善胸腔的形状和容积,使呼吸有力,进而提高肺泡容纳的空气的量,提高人体的换气效率,改善呼吸系统的功能。

第二,促进肺贮备能力。人体在静止时每分钟的需氧量是 $0.25 \sim 0.3$ 升,每分钟通气量只有 $6 \sim 8$ 升。由此可以看出,人体在静止时只要有很少一部分肺泡进行工作就能满足人体的需求。一般性工作只需七分之一的肺泡参加,并且这部分经常参加工作的肺泡又主要集中在肺门部位,肺边缘部位的肺泡活动机会不多。这些肺边缘部位的肺泡由于长时间不参加工作,会处于萎缩或被黏液阻塞的状态。

人体在参加体育运动时大部分肺泡都会工作,以提高肺的通气量。有关调查显示,普通人在运动时每分钟最大通气量是 80 升,最大吸氧量是 $2.5 \sim 3.5$ 升,是静止时的 10 倍。经常参加体育运动的人在运动时每分钟通气量是 $100 \sim 120$ 升,最大吸氧量是 $4.5 \sim 5.5$ 升,是静止时的 20 倍。经常进行体育运动的人的肺活量和肺通气量都比较大,有利于提高肺的储备能力和适应能力。

第三,促进呼吸频率的改变。普通人的呼吸有浅和快的特点,每分钟呼吸 $12 \sim 18$ 次;有运动习惯的人的呼吸有深和缓慢的特点,呼吸次数可减到 $8 \sim 12$ 次,其呼吸肌的休息时间更多。在体育运动中普通人和有运动习惯的人的呼吸差异更加明显。

一般人因肺活量小、换气率低、最大吸气量小,所以在运动和劳动时,容易缺乏氧气,产生过多的酸性代谢物,从而导致呼吸肌过度紧张,产生胸闷、气喘的现象。而经常锻炼的人可以用加深呼吸的方式,提高换气效率。这就是为什么经常运动的人在进行轻微活动时不气喘,在进行剧烈活动时心肺等器官功能比一般人强的原因。提高呼吸器官的功能后,肺中的气体交换更充分,血液的含氧量有所提高,加快了新陈代谢,使运动时的能量供应得到保障。

运动中的呼吸技巧有四点：第一，深呼吸。通过鼻腔缓慢地吸气，使气充满腹部，再将其全部呼出。在运动时使用这种方式呼吸能够缓解压力，增强自信心。第二，鼻呼吸。用鼻子轻轻地缓慢地吸气。此法除了在增强心脏速率的动作中不适用外，在其他动作中都适用。第三，轻呼吸。腹部微收，气从鼻子轻轻地吸入，保持腹部收缩。此法适用于紧张的收缩运动，能有效提供氧气，有益于提高运动成绩。第四，急呼吸。通过鼻腔深吸一口气，马上收腹，喷出气，再吸气。在进行俯卧运动时适合使用这种呼吸方法。

④体育运动对循环系统的促进。

第一，对心脏的促进作用。体育运动能增大心脏容量，使心肌发达。在大学阶段，学生的心脏发育特别迅速，经常进行体育运动能使心肌纤维增粗，心肌中毛细血管增加，心肌细胞中的收缩蛋白、贮氧的肌红蛋白以及供能的肌糖原的含量都大大增加，还能使催化生物化学反应的各种酶的活性提高，呈现出运动员所特有的运动性心脏或心肌营养性肥大。

运动性心脏的重量、容量和心脏的直径更大，能够适应心脏对剧烈的血液循环与大量输氧的形体性与功能性要求。这是由于在体育运动中心脏频繁激烈地收缩，血压上升，冠状动脉扩张，冠状循环的血流量大量增加，心脏能够得到充分的氧气和营养物质的供应。

第二，对心血管疾病抗御能力的促进。参加体育运动能够提高人体免疫力，并且能防治高血压、动脉硬化和冠心病等心血管疾病。这是由于参加体育运动能够提高心肌的兴奋性，使心肌的收缩更有力，扩张冠状动脉，改善心肌的代谢能力，降低血管壁脂肪的堆积，提高血管壁的弹性，扩大血管壁的管径，提高高密度胆固醇的含量，使动脉硬化得到缓解，提高血液中纤维溶解蛋白酶的活性。

2. 体育运动对身体素质的促进

（1）体育运动对力量素质的促进。力量是肌肉在紧张或收缩时克服内外阻力的能力。人们所有身体活动几乎都是抗阻力活动，都必须克服一定的阻力，身体各部分都必须表现出一定的力量才能完成动作。力量是各项身体素质的基础，是构成其他几项身体素质的前提，如果缺乏力量，要提高其他素质是不可能的。肌肉力量不仅是耐力增长的因素，还有助于灵敏性的发展。因此有力量的人，可以更好地控制身体、克服重力，更灵活地操纵身躯，使人体能更准确地完成各种动作，并保持较高的速度。

体育运动中的力量练习，能增大肌肉的横断面，提高肌肉的能源储备和供应能力，密切神经的联系，改善神经系统的调节能力，主要表现为使支配主动肌活动的运动中枢产生强烈兴奋，并使支配对抗肌活动的运动中枢产生抑制。对抗肌中枢间协调关系愈好，动作就愈加协调，肌肉的收缩力量也就愈大，特别是能够提高神经兴奋过程的强度、加强同步作用，同步程度越高，肌肉工作表现出的肌力越大。

经过良好训练的人，随意收缩肌肉时，其肌肉中都有 90% 的肌纤维能在一瞬间收缩，而没有受过训练的人则只有 60% 的肌纤维收缩。由此可见，坚持体育运动可以改善神经控制和增强神经冲动的传递，使更多的肌纤维参加运动，从而增加了力量。

（2）体育运动对速度素质的促进。速度素质是人体对各种刺激发生反应，并以最短的时间完成动作的能力。它的表现形式有反应速度、动作速度和位移速度。速度的快慢，主要决定于神经系统的调节能力传导的准确性和同步程度与机体的储能条件、无氧代谢能力，以及肌肉收缩力量和快肌纤维的含量与柔韧性等。经常参加体育运动，特别是田径运动中的短跑、各种球类运动和各种快速反应的游戏，都能有效提高大脑皮层兴奋和抑制过程的速度，缩短神经系统的反应时间，并改善和提高机体的供能条件和无氧代谢能力。因此，长期适量的体育运动能够有效地提高大学生的速度素质。

（3）体育运动对耐力素质的促进。耐力素质是指人体长时间地进行肌肉活动的能力，也是在一定的时间或距离内，用最大的强度进行工作的能力。耐力素质也可看作抗疲劳能力，常常被人们视为身体健康的重要标志。

耐力通常有一般耐力、速度耐力和静力性耐力等几种表现形式。通常所说的耐力是一般耐力，它以持续时间长、运动强度小为特点。一般耐力在单位时间消耗的能量比较小，但总能量消耗比较大。因此，在运动过程中需要的能力大部分或全部是由有氧代谢提供的。

由此可见，耐力素质的决定因素在于心血管系统以及呼吸系统不断运输营养物质的能力。在此基础上，耐力能为机体提供较长时间的高水平新陈代谢过程，对人类有氧代谢的正常运行予以保障，这也是耐力素质的根本职责所在。人类经过长期的体育运动，尤其是经过长时期的耐力练习，能够使大脑在长时间内保持在兴奋与抑制有节律地进行转换的状态，从根本上使大脑皮层神经过程的均衡性得到改善，神经细胞的工作能力和控制肌肉活动的各运动中枢之间的协调也能得到改善，特别是对增强心血管系统和呼吸系统的机能来说具有良好的效果。

（4）体育运动对灵敏素质的促进。灵敏素质是指人在变化条件下表现出的，对动作的准确、协调、机敏、易变和高度操纵的能力，以及迅速改变身体运动方向的能力。灵敏素质只有在掌握动作技能之后才能表现出来，俗话说"熟能生巧"就是这个道理。也就是说，只有经常坚持锻炼，对动作技能达到"运用自如"的程度，才能够展示灵敏素质。人体掌握的运动动作越多，身体灵敏性越高。

（5）体育运动对柔韧素质的促进。柔韧素质是指人体某一关节在肌肉拉力或外力作用下使其依关节运动轴产生转动所获得的运动幅度与范围，一般通过关节活动的角度表示。在体育运动中，它的含义只是人体某个关节或数个关节联合运动的动作幅度。经常参加体育运动能促进新陈代谢，防止关节病变和软组织萎缩、粘连等。

3. 体育运动对社会适应能力的促进

适应是一切生物的基本特征，也是生物存在的基本条件。人既是生物的，又是社会的。人在社会中扮演着各种各样的社会角色，适应社会成为人发展的必然。社会适应能力指的是一个人在心理上适应社会生活和社会环境的能力，社会适应能力的高低，从某种意义上说，与身体适应能力的高低有着直接的联系。体育运动能够对社会适应能力产生促进作用。体育运动中人的肌体承受着定量的运动负荷，逐步适应后增加负荷量，肌体又能在原有的基础上实现新的适应。身体适应运动负荷所产生的变化，增强了身体的机能，即增强了体质。但是人体适应运动所产生的生理变化，并不是不可逆的，根据生物进化论提出的"用进废退"观点，体育锻炼一旦停止，身体机能和身体素质会逐渐退化到一般或更差的状态。正是由于这些特点，体育运动会在精神层面促进人适应社会能力的提高，具体作用如下：

（1）促进适应社会需要的正确价值观。随着时代的发展，社会的价值观念也在逐渐转变，但其主要内容始终不变，那就是对和平、自由、幸福的追求。体育运动的宗旨和方式对这些价值观念的内容有积极影响，因此能够培养人们正确的价值观念。

（2）促进适应社会需要的竞争意识和手段。体育运动中存在着大量的竞争。参加体育竞赛的人要按照比赛规则进行公平竞争，通过自身的能力赢得比赛结果。因此，参加体育锻炼能够培养人们的竞争意识、心理水平和抓住机会的能力，使人们更乐于拼搏。

（3）促进适应社会的合作意识。团体成员需要在对团队目标达成共识的基础上进行合作。在合作中，个人的发展能够促进团体的发展。人与人合作时获得的社会效益是合作的优越性的体现。在进行成员间需要相互依赖的运动项目时，合作会提高团队成员之间相互配合度和项目完成的效果，有助于团队取得好成绩。相互配合，共同努力是参加体育运动的人必须具备的品质，是体育运动重点培养的一种能力。

在参加体育运动时，尤其是集体性体育运动时，需要和其他成员相互配合，这有利于实现集体目标，也能够将自身的能力充分发挥出来。随着现代技术的发展，知识和信息快速累积，各个学科相互交叉，社会分工更加精细，每个人都需要具备与人合作的能力。适度参加体育运动，尤其是集体性体育运动能够培养人的合作意识和团队合作精神。

（4）促进适应社会的交际能力。在人们的日常生活中，人们需要通过各种交往方式来传递和表达信息。社会学的相关研究已经证实，人的沟通能力、使用和理解身体语言的能力、自我抑制的能力是影响人际关系的主要因素。

各项体育运动都有其规范动作和运动要求。在参加体育运动时，参加者要不断地学习和练习，纠正错误动作，运动者之间相互纠正自然需要相互交流和沟通。在集体性运动项目中，运动者不仅需要完成自己的任务，还需要和同伴相互配合，共同合作。因此，参加体育运动的人，其与人交往意识和能力会得到提升，更有利于良好人际关系的发展。

（5）促进适应社会的民主参与意识。体育运动具有强身健体、娱乐消遣的功能，并且形式多样，内容丰富多彩，且无太多条件的限制，不仅能满足人类提高生活质量的需要，也完全符合现代社会的生活理念。虽然人们的年龄阶段、人种肤色、健康状况、文化程度各不相同，但是人人都有参加体育锻炼的权利。另外，体育竞赛的规则和竞赛文件，明确地与参与者形成了一种契约关系，鼓励参与者战胜对手，同时允许对手平等与自己竞争，尽管竞赛结果有不确定性，但最终结果必须是透明的、公开的。因此每一位参加体育活动的人，都能从竞赛活动的组织和运动实践中感受到民主化的作风，从而有助于形成良好的民主参与意识。

（6）促进适应社会的个性特征。参加体育锻炼的人，其体力、智力、心理、情感均要投入到运动中去，促使每一位锻炼者在运动过程中发现自己的优点和不足。因此体育锻炼能够使人形成正确的自我认识、自我发现意识，帮助参与者形成自我改造的意识，在扬长避短、不断进步、追求完美方面表现出积极性、主动性，这些都能够锻炼和培养积极向上的个性特征。

（7）促进适应社会发展的生活方式。现代社会生产力的提高，使人们的物质生活得到了极大的丰富。这种情况下人们拥有了更多的闲余时间。但现代社会工作压力大，生活节奏快，导致很多人患有现代文明病。这就需要人们做出改变，要防止体力衰减、调节工作压力、提高生活质量，采用更加健康的生活方式。

在众多活动方式中，选择参加体育运动较为明智。体育运动有动态性、趣味性、娱乐性、保健性和休闲性的特点。参加体育运动能够活动人的肢体，还能够让神经系统得到休息，使人的身心保持平衡、身体更加健康，使生活内容更加丰富。

在体育运动中学习运动技能，能够提高人对快速生活节奏的适应能力。为了消除精神对社会的不适应，人们通过户外运动拓宽生活领域，并以这种回归自然本原的活动方式，克服对快节奏生活的抵触、恐惧和焦虑等心理障碍。正是由于体育锻炼的这种特性，才使它在现代化生产劳动中，能够预防和消除许多精神和肉体的不适应，建立起适应生存竞争和享受生活乐趣的新生活方式。

（8）促进培养丰富的情感生活。现代人的情感表现为责任感、道德感、追求感等。体育运动对人有一定的约束力，能够增强人的积极性，培养参与者的责任感、与人合作的能力。体育运动一般都有严格的规则，对参加者的行为作出规范，从而使参与者具有良好的道德规范。体育运动竞赛也鼓励参与者竭尽自己所能追求胜利，实现目标，从而培养人的顽强拼搏精神。

在大众性的体育活动中，参与者会在其中获得集体感和归属感；在家庭体育运动中，参与者能够在和睦的气氛中获得稳定感；在娱乐性的体育活动中，参与者能够获得愉悦感；在探险性的体育活动中，参与者能够获得自豪感。可见，参加体育活动能够让人们感受到各种情感。

4. 体育运动对心理素质的促进

（1）体育运动对心理能力提高的促进。

第一，促进人的认知能力。体育活动的直观性特点非常鲜明。参加体育运动时人们要调动多种感觉器官。如要使用视觉器官和听觉器官对运动的动作进行感知，使用触觉器官和肌肉本体感知肌肉的用力方法。这样才能形成正确的运动表象。在这个过程中，人能够锻炼感知能力、观察能力、形象记忆能力、运动记忆能力等多方面的能力，提高人的思维灵活程度、思维敏捷程度，使人的思维能力得到更好的发展。

第二，有益于人的情感控制和调节。情感是人对客观事物的态度体验。体育活动种类丰富，有很强的吸引力，能够激发人们参加体育活动的兴趣和习惯。同时，体育活动内容复杂，变化多种多样，也能够提高人们的随机应变能力。养成参加体育运动的习惯能够刺激人们的情感，使人们养成积极乐观的心态，提高控制情绪的能力，使情绪能够顺从活动的需要，进而培养情感的目的性和深刻性。此外，参加体育活动能够提高大脑皮层中与产生情绪有关的皮下中枢的调节能力，从而提高人的自控力。

第三，强化人的意志。参加任何体育活动都需要人有一定的积极性和主动性。在体育运动中可能会遭遇挫折和失败。因此，体育运动和意志力有紧密的关系。在体育运动中付出的努力越多，克服的困难越大，就表明意志努力的积极程度愈高，也愈能培养出良好的意志品质。意志品质既能在克服困难的过程中表现出来，又能在克服困难的过程中培养起来。

第四，促进人的社会化。在体育运动中，参与者不需要做过多的准备

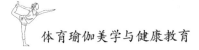

就能与其他参与者产生亲近感，通过体育运动能够让人多与来自不同民族、持有不同观点的人接触，消除人与人之间由于语言和社会背景带来的隔阂，从而拉近不同民族、不同国家、不同政治体制的人民之间的关系。参加体育运动能够缩短人与人之间的距离，加强人与人之间的联系，在体育运动中扩大交往范围，在参与者之间形成亲近的关系，进而提高人们的合作能力和适应社会的能力，有助于人的社会化发展。

第五，有助于形成积极的自我认知。体育运动具有开放性的特点。这一特点使任何人都能充分表现自己的个性，这能够完善个人对自己的体育能力、身体抵抗力和健康状况的认知，促进培养个人的优秀品质。

（2）体育运动对性格的促进。在体育运动中，参与者能够获得大量的经验。长期坚持，这些经验能够让人的性格发生变化。科学研究发现，运动能力强的人在性格方面表现得更加冷静、更能够和其他人合作；反之，运动能力差的人的性格则更加消极、更容易紧张。体育锻炼中运动能力与身体能力等素质会涉及的社会评价、价值观念，将会从侧面促进人的性格发展，经常参加体育运动对人的性格培养有很大的促进作用。体育运动能够培养人的意志力和顽强勇敢、乐于拼搏的精神，此外还能培养人的集体主义精神和合作能力。

（3）体育运动对能力培养的促进。参加体育运动需要人体具备体育运动中需要的基本活动能力，但对这些能力的水平高低没有要求。不同的体育运动需要的专业能力也不同。如球类运动要求人具有快速反应的能力、身体协调能力；体操运动要求参与者有良好的空间感和平衡感；击剑运动要求参与者有良好的躲闪能力。

（4）体育运动对气质的促进。不同的体育运动对参与者的气质有不同的要求，因此在挑选运动员时会考虑运动员的个人气质。如粘液质气质的人适合参加射击、射箭等项目；而胆汁质气质的人适合参加篮球运动和足球运动等项目，因为胆汁质气质的人参加射击项目时不能做到长时间保持一个姿势瞄准目标，但射击运动的运动要求和运动规范能够改变胆汁质的人性格急躁的问题。胆汁质的人如果想要改变自己去参加射击运动，坚持练习能够改变他的性格特征。科学研究发现，参加体育运动时间长的运动员中有强型神经系统的胆汁质和多血质的人比较多。

（二）体育运动促进健康的常识

1. 体育运动的时间选择

体育运动需要以参与者的身体素质和生活习惯作为依据。对于大多数人来说，参加体育运动的时间一般都集中在清晨、下午和傍晚三个时间段。参与者可以根据自身条件选择运动时间。

（1）清晨。清晨是一日的开始，这个时间人的大脑思路清晰，室外空气清新，能够促进人的新陈代谢，在这个时间锻炼能获得良好的运动效果。在清晨运动能够提高大脑皮层的兴奋程度，对工作和身体健康有益。参与者在清晨参加体育运动通常处于空腹状态，所以要注意控制运动量，运动时间不宜过长，避免出现低血糖现象，危害人体健康。此外，虽然在清晨参加体育运动有诸多好处，但生活压力大的人不宜在清晨运动。

（2）下午。学生在长时间的学习后可以在下午参加体育运动。在下午参加体育运动可以适当增加运动量，如参与球类运动。对于患有心脑血管疾病的人来说，下午是最佳的参与体育运动的时间，这个时间能够避开心脑血管疾病的发病高峰期。

（3）傍晚。学习和工作压力大的人适合在傍晚参加体育运动。在傍晚时间参加体育运动能够有效锻炼身体、促进食物的消化。在傍晚时间参加体育运动的强度不宜过大，可以采取散步的方式。傍晚的体育运动时间也不宜过长，应尽量控制在一个小时以内，以免影响睡眠质量。

2. 体育运动的环境卫生

（1）运动锻炼与空气卫生。空气是人类生存中必不可少的资源，对人类的生存有重要意义。空气质量对人的身体健康有重要影响。氧气是人类生命活动必不可少的物质。呼吸运动可以使人体与外界进行气体交换，是人体获得氧气的唯一途径。呼吸对人体的新陈代谢、热代谢和气体交换有着尤为重要的作用。新鲜空气中的负离子含量非常大。负离子能够对大脑的中枢神经系统进行调节、使心肺功能得到提升、改善血液循环，使身体免疫能力得到提高、精力更加充沛、消除疲劳感、让学习和工作更加高效；呼吸新鲜空气还能够提高睡眠质量，提高人体基础代谢。

人体通过自身的呼吸系统与外界进行气体交换，但空气中还含有有害气体，这些有害气体会对空气中氧气含量造成影响。如果空气中的氧气含量低于10%，人体的中枢神经系统功能会削弱，人体出现恶心等症状；如果空气中的氧气含量低于8%，人体将会非常危险。此外，将空气中的细菌吸入体内会造成呼吸道疾病。因此，为避免这一问题，在参加体育运动时要有意识地使用鼻子呼吸，鼻腔中鼻毛和黏膜所分泌的黏液可以有效地阻止空气中的灰尘、细菌进入体内。

（2）气温。人类是恒温动物，身体温度恒定能够促进身体的新陈代谢。在不同的气温环境下，人体会对新陈代谢的力度和散热方式进行调整，从而适应气温的变化来保证身体的温度。人类的身体机能在21℃左右气温中达到最佳状态，工作能力也最强；人体在气温超过35℃的情况下进行活动会大量排汗，体内含水量减少，易出现缺水现象，导致人体的身体机能下降，严重者还会出现痉挛、中暑等症状。在这种情况下，人体要马上停止运动，补充水分。在气温非常低的情况下，运动不宜进行到精疲力竭的程度。气温介于1℃～30℃，湿度在60%以下，风速不超过6.7m/s是参加体育运动的最佳天气。在其余气候条件下要缩短体育运动时间。参加体育运动时着装要注意轻薄、防寒、保暖。在参加体育运动前要进行热身运动。

（3）太阳光线。在室外参加体育运动时要避免强烈的阳光直射，减少紫外线和红外线对人体的伤害。在强烈的阳光下进行体育活动，尤其是高原地区需要佩戴遮阳镜，减少阳光对头部和眼睛的照射。

（4）体育锻炼与噪声。噪声是指在一定环境中不应有的声音，一般指嘈杂刺耳的声音。噪声属于污染环境的因素，通常由交通工具、工业机器、高音喇叭和喧闹的人群产生。噪声会对人体健康造成损害。噪声对人体中枢神经系统的正常功能有一定的干扰，会使人体出现头痛、失眠、恶心呕吐、脾气暴躁、心跳加快、肌肉紧张等现象。因此，为避免噪声对人体造成伤害，参与体育运动时应选择安静的环境，理想的声强级不超过35dB。

（5）运动场地卫生。体育运动对运动场地有一定的要求，运动场地应宽敞、平整、不能有杂物，空中不能有悬挂物，以避免不必要的碰撞。场地的地面不能过于光滑，需要做跳跃类动作的运动的运动场地地面还要有一定的弹性。游泳池的建设要符合国家标准，水体满足要求。在运动场地周围要合理栽种植物，以提高空气质量。室外篮球、排球、网球场，以土质为宜，场地必须结实平坦。足球场要铺设草皮，保证平整结实。跳远类运动在跳坑中要铺有干净的沙子，保证沙子干净蓬松。

体育馆要配备良好的通风设施和照明设备，保证夜场场地光线充足、柔和、均匀、不炫目。封闭性体育馆要定期通风，保证体育馆的干净整洁，在体育馆内要配备更衣室等必要设施。

3. 体育运动的生活卫生

（1）睡眠与健康。高质量的睡眠能够有效消除疲劳、保证身体健康，使大脑和其他身体器官得到放松。人体在睡眠状态中能够使身体和周围的环境暂时脱离关系，使身体得到调整和恢复。

（2）劳逸结合。大脑在长时间的学习或熬夜后会更容易疲劳，这会影响人的视力，降低学习效率。在这种情况下要及时调整和休息，适度参加体育运动，做好劳逸结合。科学合理地安排学习和体育运动能提高大脑的反应能力，消除视觉疲劳。如果睡眠和身体运动不充足，容易出现神经衰弱、偏头痛等问题。

（3）运动服装与卫生。

第一，运动鞋。在选择运动鞋时要以参加的运动项目为依据。一般情况下，参加不同的体育运动要选择不同的鞋。选择运动鞋尤其要注意试穿运动鞋，选择大小合适的运动鞋。此外还要注意运动鞋的透气性和轻便性。参加体育运动不仅需要选择专业的运动鞋，还需要选择专业的运动袜。专业的运动袜材质更厚、更容易吸汗，能够有效减少脚部摩擦。

第二，运动衣。参加体育运动时穿着运动衣能够避免人体受到外界的干扰，但体育运动对运动衣也有一定的要求。运动衣要选择轻便、舒服、透气性和排水性强的。经常参加体育运动的人的衣服要保证干净整洁，避免细菌感染。

（4）锻炼后的保暖与洗浴。参加体育运动后要洗澡，这样能够保证肌肤的干净卫生，还能有效降低神经系统的兴奋程度，使体表血管扩张，加快血流循环，从而改善肌肤和组织的营养状况，降低肌肉紧张程度，加强新陈代谢，有利于肌体内营养物质的运输和疲劳物质的排除，提高睡眠质量。

在参加体育运动后进行温水浴能够有效消除疲劳，理想水温为40℃左右，时间一般控制为 10～15 分钟。需要注意的是，在体育运动结束后不能马上进行冷水浴，否则会引发疾病，严重的会当即休克，甚至死亡。这是由于体育运动结束后马上进行冷水浴会使皮下血管迅速收缩，抑制热量的散发，肌体就会因热量积聚而产生代谢紊乱，从而引发疾病。

在体育运动结束后机体的免疫力会下降，这时要防寒保暖，否则容易受到细菌和病毒的侵害，造成感冒、发烧等症状。因此，体育运动结束后要立即穿好防寒衣物，避免疾病。

4. 体育运动的常见误区

随着人们对体育运动重视程度的提升，社会上应运而生了大量的体育运动观念，但这些观念中也存在一些错误的观念，如将游泳、跑步视为有氧运动，将球类运动和力量练习视为无氧运动。事实上，有氧运动和无氧运动的划分标准不是运动项目，而是运动的强度和人体机能能量的代谢方式。在参加体育运动的过程中，运动量较小时，人体采用有氧代谢的方式提供能量，这时的运动属于有氧运动；运动量较大时，人体采用无氧代谢的方式提供能量，这时的运动属于无氧运动。因此，不能盲目地听从社会上的观点，要从科学的角度了解运动知识。

（三）体育运动促进健康的原则

1. 针对性原则

参加体育运动要以自身身体状况和所处环境为依据，来确定参加体育运动的目的。同时要选择合适的运动项目，合理地安排运动时间和运动负荷，这就是所谓的针对性原则。要达到增强体质、提高运动能力的目的，遵守这一重要原则是非常重要且必要的。遵循这一原则要满足以下两方面的要求：

（1）判断自身的实际情况，在性别、年龄、健康等方面存在差异的人，其身体素质各不相同。因此，参加体育运动要充分考虑这些因素，坚持针对性的原则，明确目的，科学制订运动计划、确定运动时间。在参加体育运动前要对自身的健康状况进行评估，在自身可承受范围内安排体育运动的时间和强度。

（2）考虑自身所处的环境，季节、气候、运动场地、运动器材等外部环境对体育运动的效果都有一定的影响。因此，要从科学的角度进行运动，选择合适的运动项目。

2. 自觉性原则

在参加体育运动时人们的目的各不相同，但只有自觉地参加体育运动才能获得良好的效果。自觉性原则是参加体育运动需要遵守的基本原则。提高参加体育运动的积极性可以从两方面入手：一方面是深化人们对体育运动的认识程度，逐步培养人们参加体育运动的思想意识；另一方面是要使人们掌握体育运动的技能和知识，能够将这些技能和知识应用到日常生活中。

体育运动本身不具有监督性和制约性。因此，在体育运动中形成高度的自觉性是非常必要的。为实现这一目的，首先要确定参加体育运动的目标，目标对行动有决定作用，是充分发挥自觉性的首要因素。

3. 经常性原则

经常性原则是指要经常参加体育运动，让体育运动成为日常生活的一部分。经常参加体育运动能够强化肌肉活动，进而产生提高运动技术、改善人体组织系统的机能等良好效果。此外，生物界"用进废退"规律会对运动技能的获得和生理机能的改善产生制约作用，因此只有经常参加体育运动，才能够保持这些效果。

在参加体育运动的过程中践行经常性原则需要做到两点：一是要养成良好的体育运动习惯；二是在参加体育运动中要根据自身的实际情况制订详细的运动计划，并严格执行该运动计划。

4. 循序渐进原则

学习运动技能要遵循生理机能的客观规律。这就需要参与者在参加体育运动时，根据人体生理机能的客观规律，制定合理的运动内容、运动方法和运动量等，并遵循从简单到困难、从小到大、从低级到高级的顺序依次进行，这就是在体育运动中要遵循的循序渐进原则。

体育运动不能急于求成，要先从简单的运动开始学习，逐渐增加运动量和运动强度。同时，参与者要考虑到自身的年龄、性别、身体素质等因素，根据自身的实际情况确定体育运动的内容，从而达到良好的运动效果。

在体育运动的过程中，不仅需要遵循循序渐进的原则，还需要根据体育运动项目的内在要求进行运动。不同的体育运动阶段，其运动量和运动强度各不相同，一般来讲运动强度和运动量是逐渐累积的，在参加体育运动时要遵循这一规律，以实现运动效果。

（四）体育运动对个体健康的促进

健康是每个人都希望拥有的，因为健康是实现生活幸福和事业成功的基础。健康是极具强烈时代感的综合概念，人们在社会与医学科学的发展中，对其理解不断加深。在生活贫困、生产力水平低下的时期，人们认为没有疾病就是健康。而随着生产力水平的提高，社会的发展，人们的物质生活越来越丰富，人们认为健康不反指无疾病、无伤残等，还包括社会和心理上的健康。

1. 个体健康观念与体育运动参与

（1）个体健康观念形成。随着医学科学的发展，人类的寿命逐渐延长，大家的健康观念发生巨大变化，医学模式开始从单纯的生物型转化为生理—心理—社会型医学模式，个体健康观念也是在这一变化之下所慢慢形成的。曾经人们只会对个体的生物属性进行关注，所理解的个体健康也只是停留在没有疾病上；而现代个体健康概念所强调的是在整体意义上结合了生物、社会双重属性的个体，在不断变化的环境中的适应能力与适应程度，是对心理、身体和社会适应方面共同发展的强调，以便实现最佳适应状态。

现代的个体健康观要求每个人除了要具备较高的身体健康水平，同时还要求人们有较好的社会适应能力和心理素质。世界卫生组织提出了"健康是身体上、精神上和社会适应上完好状态"，后又进一步将健康概念做了进一步深化，内容为"健康包括身体健康、心理健康、社会适应良好和道德健康"。

个体健康观念通过个人是否能够正确地认识环境，以及能否及时调整机体的生理、心理状态来适应环境的变化，来判断、描述健康程度的高低，对健康与环境保持动态平衡的状态进行了强调。在这一层面上，可以将身体健康理解为各器官组织的发育正常、结构完整、机能良好、各生理生化指标正常，检查后并不存在疾病或是身体没有在虚弱状态中；而将心理健康理解为健全的人格发展，智力、意志和情感行为活动正常，人际关系好以及社会适应能力强；而个体怎样和别人相处，别人又是怎样对其做出反应的，以及他与社会习俗、制度之间是一种怎样的相互作用等，都是社会适应健康的范畴。

随着经济不断发展和社会的不断进步，越来越多的健康问题也开始进入人们的视线。20 世纪中叶，人们开始重视起"运动缺乏"对健康的威胁；20 世纪 70 现代，美国的学者约翰·诺尔斯（John Knowles）撰写了《个人的责任》一书，认为每个人本身就是个人健康最大的敌人。这一观点的诞生，影响巨大。20 世纪 80 年代，不少美国人发动"健康促进运动"，这场运动在个体改善健康状态中有着非常重要的作用。

随后，新的健康基本理念被提出，即"健商"，其定义简单概括为：一个人运用自己的智力对健康能力进行保持。这一概念的提出说明了在世界范围内，人们的健康意识普遍萌芽了。高脂肪和高胆固醇饮食，吸烟、缺乏锻炼、滥用药物以及其他不良行为都会引起各种严重的个体健康问题。而相反，经常注意饮食、经常活动身体、保证心态的良好、杜绝不良嗜好和对安全保护的重视对个体健康是有益处的。

（2）体育运动参与评价。体育参与是一项重要的社会参与形式。人们在体育活动之中不仅能对自己的身心加以锻炼，还能进一步加强人际关系的发展。体育运动参与的评价主要包含了每周体育锻炼的次数和持续的时间、体育锻炼的项目选择、体育活动参与的主要方式、体育活动场所的选择、体育运动动机的调查与影响参加体育活动因素调查等。因为体育参与比较简单，且具有经常性，所以常被当作衡量社会参与程度的标志。影响人们参与体育的因素主要包含了个人因素、环境因素和行为因素。其中主要因素为个人因素，而个人因素中的体育价值观念在体育参与中的影响是非常突出的。

了解与初步掌握体育知识技术，并且时常从事各类体育活动的人口数即为体育人口。我国判定体育人口的标准是要每周参加体育活动 3 次以上，每次活动超过半个小时且能够达到中等强度以上的人。所以，在对个体体育运动参与进行评价时可以依照体育人口的标准。

2. 个体健康观念对体育运动参与的影响

只有个体充分认识到体育活动对健康的重要意义和作用，才会成为体育活动的积极主动参与者，提高体育参与的兴趣和热情。个体认识体育参与的程度，会对个体的体育追求和信念方面产生直接影响。

人们要在生活中找寻健康，对健康状况进行改善，是离不开体育运动参与的。个体能够坚持进行体育活动，最离不开的就是全面认识体育锻炼。全面认识体育锻炼能够促进人拥有更多的健康知识，而获得健康知识的程度将会对一个人参与体育活动的强度起决定性作用。确保个体投身到体育活动中的前提，就是人们能够将体育锻炼对个体健康起促进作用有一定认知。当实践当中的个体体会到生活状态的提高是能通过体育锻炼获取的，就会对参加体育锻炼产生持久性，最终也会成为相对稳定的生活方式，从而通过惯性来推动个体从事长期的体育锻炼活动。

3. 体育运动对个体健康的影响

（1）适量体育运动对个体健康的影响。按照运动者个人身体状况，器材、场地与气候条件而选择合适的运动项目，使得运动负荷不会超出人体的承受能力，这就是所谓的适量运动。运动过程中的持续时间、运动强度和运动频率较适宜时，运动者的心率范围应为 120 ～ 150 次 / 分之间；机体不会产生不良反应，在运动后会感觉有些疲惫，但恢复的速度快；有良好的食欲和情绪，睡眠质量也较高，在醒来后感觉精力充沛。有研究表明，心率在 110 次 / 分以下的运动负荷，机体的心电图、血压等多项指标变化不大，且没有什么健身的价值；心率是 130 次 / 分，每搏输出量接近和达到正常人的最佳状态时，健身效果是明显的；而心率是 150 次 / 分，每搏输出量逐渐开始出现缓慢下降的趋势；当心率随着运动负荷达到了 160 ～ 170 次 / 分时，虽然不会出现异常反应，但是也不会呈现更好的健身迹象。所以说，只有平均心率在 120 ～ 150 次 / 分以内的波动的运动，每周进行 3 ～ 5 次，且锻炼时间在 20 ～ 60 分，才会实现理想的运动锻炼效果，并有利于人们的身体健康。

①适量体育运动对人体生理机能的影响。

第一，对心血管机能的影响。适量的运动会增大心壁厚度、强化心肌纤维、增加心脏的容积和重量，心肌的收缩性也随之加强，心肌的耗氧量逐渐降低，能量节省化能力与心肌耗氧效率增高，心肌 ATP 酶活性提高，加快了左心室压力的最大升降以及对钙的释放、摄取速率，加强了心肌的收缩、舒张等，增加每搏输出量。

适量运动会增强心肌糖原的贮量与糖原的分解酶活性，提高线粒体氧化磷酸化与氧的摄取能力，加快三酰甘油（甘油三酯）的转化速度。适量运动时还会成倍地增加冠状动脉的血流量，从而使心肌营养得到改善，同时也加强了氧气供应的代谢。此外，适量运动还使动脉血管的弹性增加，并增加血管在器官内的分布数量，以便提升器官组织的供血及功能。

第二，对呼吸功能的影响。适量运动能够使肺组织的弹性加强，强化呼吸肌的耐力与力量，放慢呼吸频率，增加呼吸深度，提升肺通气与换气的效率，增高血红蛋白。而且适当运动能使组织的氧利用率得到提高，引起吸氧量的变化改善。

第三，对神经系统机能的影响。适量的运动可以促进神经系统的生长和发育，增加脑重量与大脑皮质的厚度，从而增大大脑皮质的表面积。使脑细胞的新陈代谢加快，并在脑细胞功能、工作效率的提升方面，以及保护脑细胞功能等方面都起着良好作用。适量运动还会使人体的各组织、器官相较于平常配合得更协调，能够迅速地动员起内脏的系统活动，加强调节自主精神活动的均衡；同时还能提高兴奋抑制转换的灵活性、均衡性，以及神经细胞的工作强度。另外，由于运动会使脑血流的阻力减少，所以还能有效防止动脉硬化的情况发生。时常进行适量运动的人，不管是大脑工作的耐久力还是记忆力都是很强的，反应也会显得更快和更加敏锐，提高了神经系统的综合、分析与控制力，也进一步提升了工作效率。

第四，对运动系统机能的影响。适量运动能够增加骨密度，使骨骼变得粗壮，增大肌肉附着处的骨突，使骨小梁的排列更加具有规则性。进行适量的运动，还可以增加骨有机成分，减少无机成分，使其变得更加具有韧性与弹性，进一步提高骨骼抗弯曲、压拉、折断与扭转等方面的能力。同时，适量运动还会对关节周围的肌肉力量进行加强，提高关节周围肌肉和韧带的伸展性，加大关节灵活程度和运动的幅度，且对其稳定性也是一种强化。另外，适量的运动还会增加肌肉的血流量，肌肉在得到充足氧气与营养后，就会增加代谢程度，时间一长就会使肌肉纤维变粗，从而形成坚韧有力的肌肉储备能量，大大提升了能量的利用率，加强了肌肉的收缩。

第五，对免疫功能的影响。适量运动能够使运动对机体产生应激的生理性适应，主要体现在其加强了机体的免疫功能，不容易诱发感冒，同时还增强了抵抗病毒的能力。

第六，对消化系统的影响。在体育运动中，人体的新陈代谢得到增强，能量物质被大量消耗，为了给机体提供动力，就必须加强消化器官的各项功能，通过消化系统来摄取营养，吸取更多的养料来满足机体需求。人们在日常生活中时常进行适当的体育运动，能够使身体的消化功能逐渐变得完善。虽然大运动量的训练在运动时和运动后的短暂时刻，会对消化系统有抑制作用，但从长远来看，却又有很大的促进作用。体育运动中，腹肌和横膈肌的活动范围增大，增强了对肠胃的刺激作用，使小肠毛细血管及绒毛发达，促进小肠对养料的吸收能力，尤其植物性神经工作的能力得到加强，使得消化系统在调整了其神经和体液的情况下，让消化条件得到了基本改善。同时适量运动对消化腺的分泌也形成了一种刺激，这样不仅对消化和吸收事务是一种加强，还能促进体质的增强。

消化和吸收是由中枢神经通过交感神经和副交感神经来起作用的。"思伤脾""怒伤肝"是中医学对精神因素与脏腑关系的总结。任何痛苦和悲伤、忧郁和焦虑等情绪都会使胃、脾功能下降，引起消化和吸收功能紊乱，如消化不良、慢性胃炎、胃下垂、便秘，甚至溃疡等胃肠道的疾病。而情绪的改变与中枢神经系统活动有直接关系，并会涉及全身各重要器官的功能。实践证明，经常参加体育运动，可使人精神振奋、情绪乐观，从而充满生命活力。运动通过对神经系统的良好刺激作用，使大脑皮层形成的病理兴奋灶得到某种抑制，使人忘却悲伤，抑制忧虑、急躁情绪。

一方面，经常性地参与体育运动，能够巩固呼吸系统的功能，增大腹肌、膈肌和盆腔肌的活动幅度。在肠胃、肝脏等内脏器官中，这些活动都可以在其内部达到一种类似按摩的功效，确保消化器官在体腔内部的正常位置，同时对消化道内的平滑肌作用也进行了强化，避免发生便秘或内脏下垂等疾病。另一方面，体育运动还能进一步将脏器的血液循环进行加强与改善，因为血液供应相对充分，且增强了新陈代谢，所以就能实现肝脏和胃肠道等消化脏器功能的加强，甚至恢复脏器的病变。

第七，防治疾病。适量运动可以对全身各器官系统技能进行全面的增强，同时也能使机体适应内环境变化的能力得到提高，以此达到疾病防治的目的。同时，适量运动还可以延缓因为年龄增长而产生的骨质疏松；有利于神经系统对活动状态的调节，将各中枢间兴奋与抑制做到平衡，这也是对机能活动的改善；有利于增大肌肉对糖分的利用而使血糖降低，增加肌肉对脂肪酸的利用而使血脂降低，从而实现对糖尿病的防治工作；正常人或是轻度高血压患者进行适量运动，则可以有效地降低、预防和治疗血压，防止动脉粥样斑块的进展过快，这在防治心血管疾病方面有着十分重要的意义。另外，由于运动者的情绪变化浮动不会很大，其心理负担得到缓解，也能有效地避免神经衰弱。

②适量体育运动对人体心理机能的影响。

第一，适量体育运动能提高人们对本体运动的感知觉，让人们更加了解自身的状况，并通过运动表象来对自身的记忆力与认知能力进行提升。

第二，适量运动能有效发展思维，以篮球运动为例，该作用主要体现在以下方面：A. 通过想象模仿、运动形象与直觉思维、空间判断活动等对右脑机能加以提高；B. 在运动时运用多种感知觉，在整体角度对对方想要采取的行动作出判断，例如在篮球运动中，对信息进行综合、决策与应答，加强与同伴进行战术配合，从而努力提升自身的直觉思维能力与操作思维；C. 运动时需要快速搜索视觉中同伴的位置和球的位置，并对球的落点位置进行准确的预测，选择出所要进行的应答反应，以便为下一步行动预留出时间，快速地进行始发动作、完成动作等，其间要注意协调性并有效地对身体进行支配，同时提高心理敏捷性。

第三，适量运动能够促进良好情绪的产生。主要体现在以下方面：A. 在经历了克服困难、冒险、竞争、追求不确定结果、对机会的把握、实现目标控制成功、挫折等一系列过程，所产生的丰富情绪体验；B. 适量运动可适当中和抵消、宣泄不愉快的情绪，对其产生相对抗的作用；C. 适量运动能够与应激刺激进行适应与对抗，从而提升心理对待应激能力的反应；D. 适量运动可以让人充满活力和保持心情畅快，有一定抗抑郁的作用。

第四，适量运动还可以让运动者有一定程度的特殊体验。主要体现在三个方面：A. 流畅体验。在运动的过程中时常会有理想内部体验状态的产生，主要表现在忘我地投入、享受和想要控制的感觉。B. 高峰表现。主要是运动者经常会出现超出正常机能水平的行为；C. 跑步者高潮，即其在跑步过程中有瞬间的愉悦感出现。

第五，适量运动可以促进心理建设。主要体现在以下几个方面：A. 人们会在每一次的适量运动中将自身能力展现出来，加以证明，从而实现自我概念的积极变化；B. 能够对人的社会化过程加以促进；C. 对人的自信心加以培养；D. 对人的进取精神进行培养。

（2）过度体育运动对个体健康的影响。长期以来人们已经形成这样一个观念，即运动（包括体育运动和健身运动）能增强人的体质，增进人体免疫力，减少发病，提高健康水平。如果运动量适度，确实如此。然而，人们往往忽视运动不当给人所造成的不便和危害。过度运动，如导致体力和精神极度紧张的运动和竞技比赛，都有可能损害人的身体健康，运动医学称之为"过度训练综合征"。

运动对人体是一种刺激，可以使人体的生理参数发生明显的变化。运动对人体如同药物一样，使用不同的用量和方法就会产生不同的作用，有利有弊。适量运动可以增强体质，提高人体的防御能力，预防和治疗疾病。而运动不当不仅对身体没有好处，而且有害。运动量太小，则起不到运动的作用，运动过量则会对身体造成伤害。

过度运动实际上是一种运动性疾病，它的发展过程因素不仅包括运动方面，还包括运动心理、营养、恢复等方面，是多种因素共同作用的结果。过度的运动不仅会对人的运动能力产生影响，甚至还会对人的身体健康以及人体免疫系统产生严重的损害。

过度运动的含义大致包含两方面：第一，人体对运动负荷的承受能力不足，使机体在能量与精神等方面的消耗过大，且不能在正常的时间之内得以恢复；第二，一旦身体的某些技能产生变化，例如营养不良、无效的恢复手段、产生思想波动和情绪突变等，会使正常的运动负荷向超量负荷发生转变，使主动运动向被动的应激刺激变化。并且，运动一旦过度还会造成一些不正常的生理状态出现、运动能力降低和产生心理问题等。

过度运动主要表现在三方面：①不太恰当的运动量。比如因运动强度太大且持续时间长，就会形成身体上的过度疲劳。②在生病时过早进行恢复锻炼，或是在恢复锻炼期间的运动量太大。③日常摄入营养不合理，生活作息没有良好的规律，导致心情的不愉悦。

过度体育运动对人体生理机能的影响主要体现以下方面：

①对心血管机能的影响。过度运动对心肌毛细血管来说，会造成持续性的损伤，使心肌细胞产生缺氧性的损害，进而可能产生心肌舒张性能和收缩性能等更严重的损伤，一般会表现为心律不齐、胸闷、放松时心率加快和运动之后恢复心率的速度慢。同时，过度运动还会明显增强血小板的聚集能力，从而使外周循环机能出现问题，造成组织的缺血缺氧，进一步降低运动者的抗疲劳能力和机体运动能力。另外，过度运动还会突然降低有效的血容量，造成血压下降，甚至休克。

②对神经系统的影响。过度运动还会产生头晕、失眠、记忆力下降等现象，同时还会出现自主神经紊乱症状，该症状表现为眩晕、出汗、恶心、耳鸣和脸色苍白等，严重的还会丧失意识和肌张力，出现突然昏厥的现象。

③对骨骼肌机能的影响。过度运动会降低骨骼肌的收缩机能，改变物质代谢，严重者甚至会损伤肌肉超微结构。引起肌肉细胞内失衡，致使钙离子浓度增高，肌肉也会感觉持续性酸痛。此外，还会造成肌腱损伤。

④对泌尿系统的影响。过度运动致使机体不停地出汗，减少肾血流量，浓缩尿液且产生高渗性原尿。在运动过度时，血管收缩会造成机体缺氧，以及二氧化碳在体内不正常的聚集停留，即潴留，从而损害肾脏，使滤过膜通透性增加，这样就非常有可能出现运动性血尿的现象。

⑤容易发生运动损伤。如果是刚开始体育锻炼不久的人，很有可能在持续过度运动的情况下，导致骨头与肌肉附着力点处产生疲劳骨折，或造成慢性的关节劳损，主要体现在关节肿胀和疼痛方面。如果是青春期的少年运动过度，就会造成运动损伤，例如体操运动员应力骨折、跑步运动员的胫前肌综合征，还有一些其他的专项运动综合征等。

（3）缺乏体育运动对个体健康的影响。运动缺乏是许多慢性非传染疾病中的一级危险因素，这些慢性非传染疾病指的是同日常生活紧密相连的慢性病症状，如冠心病、高血压、糖尿病和高脂血症肥胖等。运动缺乏的含义就是包含了习惯久坐的机体缺乏运动的应激刺激，很少进行运动或根本不运动。若是每星期的运动在 3 次以下，且运动时间在 10 分钟以下，或运动时的心率如果不高于 110 次 / 分，都是运动强度偏低的体现，即运动缺乏。以上这些情况都会使人体健康产生不良反应。

人如果经常不运动，就会降低自身的新陈代谢机能，也就会很容易造成各种与肌肉关节相关的疾病，例如骨质疏松和肩周炎等，并且还会降低心肺机能等问题。如果经常久坐不动还会导致痔疮、盆腔淤血和坐骨神经痛等症状，降低人体的抵抗力。运动缺乏会加速人体的衰老，增加死亡率，并且还会提高中风、心肌损伤、心绞痛和糖尿病等病症的发病率。运动缺乏的不利影响主要在以下方面体现：

①对心血管机能的影响。运动缺乏会降低氧气的运输能力，减弱血管的弹力和心脏的收缩力，还会使心脏的机能降低，很可能会引起心血管疾病。久坐不动会增高血液的黏度，致使血流缓慢而形成血栓。并且运动缺乏还会使大量脂类在体内的动脉壁上淤积，使得各器官和组织的供血受到影响，加速产生心血管系统疾病。

②对呼吸机能的影响。运动缺乏会降低肺通气和换气机能，降低气体交换的效率和减少肺血流量。呼吸表浅且增加了每分钟的呼吸次数，减弱了呼吸肌的调节能力，最终导致降低呼吸机能的情况发生。

③对神经系统机能的影响。运动缺乏会促使细胞减慢其新陈代谢，让大脑工作的耐心、持久力和记忆力等都处于较差状态；同时还减弱了基础的判断能力和大脑皮质综合，致使大脑的工作效率变低，平时面对问题不敏锐、反应慢。

④运动缺乏易导致肥胖。人一旦缺乏运动就会在体内聚集大量脂肪，从而造成肥胖。体重超出了正常范围还会导致高血压、低密度脂蛋白、高三酰甘油、高胰岛素血症和低胆固醇、低糖耐量等，造成代谢紊乱综合征。

⑤对运动系统机能的影响。缺乏运动会造成骨量降低、骨质疏松、减弱骨周围肌肉组织肌力。此外，运动缺乏还会降低骨关节的灵活程度与稳定性，致使走路姿势不稳，肌肉纤维也变得细且没有力量，收缩能力也逐渐衰退，使人容易跌倒、极易引发骨折。

⑥对胃肠机能的影响。久坐不动的人的肠胃蠕动会比正常人要慢，因此在正常摄入食物的情况下会在胃肠处聚积，从而加重胃肠的负荷，长此以往就会导致十二指肠溃疡、胃溃疡、穿孔、出血等慢性顽疾的产生。

⑦运动缺乏可导致亚健康。人在缺乏运动后经常会出现难以集中注意力、记忆力减退和提不起精神的情况，同时还会对自身健康产生不好的想象，日常易出现疲劳、多梦、烦躁、耐心不足、易怒、活动后疲劳、压抑情绪、头晕、抑郁和四肢乏力等亚健康症状。

4. 体育运动促进个人生活健康的有效方式

（1）生活方式及其习惯。

①个人行为习惯。对体育的影响首先离不开的就是人类的行为习惯。一个好的行为习惯是能够强化身体健康的，也会促使人们积极主动地参与到体育活动中，而那些不良的行为习惯则会使健康水平降低，使人们愈发懒惰、不想参与进体育运动之中。

身体是事业的本钱，也是知识的载体，但在日常生活中有些人却有两个对身体十分有害的恶习，那就是吸烟和饮酒。即使大家都知道这是对身体有害的，却还不采取强制手段进行制止，最主要的原因就是人们对这种精神生活方式是有所依赖。以喝酒为例，人们会在饮酒后就宣泄心中的苦闷和精神压力，进而大肆抒发豪情壮志。正是因为这样的心理驱使，才使得人们并不会顾及饮酒行为会给人体造成的危害，时间一长身体就会出现漏洞，甚至亏空，从而引发身心的疾患。

人们的体育运动习惯、行为和兴趣爱好等也是构成生活方式非常重要的因素，因此，关于体育的良好习惯在学校的学习阶段就应该形成。

②生活时间习惯。人们在度量生存活动的过程中常常会用到时间。按照昼夜的活动周期将人一天内的各个时间段进行分类，一般可分为工作或学习的时间、业余的时间。其中工作或学习的时间是为了生活和扩大再生产的社会生活中的精神、物质条件所必需的部分时间；而业余的时间是较为复杂的，且不同于闲暇时间。

业余时间包含了满足日常生理需要的时间（如吃饭、睡觉），同工作相关联的时间（如上下班的往返），家务劳动的时间与闲暇时间。闲暇时间就是自由时间，在全部时间结构中抛开必要做事的时间，剩下的一部分就是可以由自己随意支配的时间，该时间应当是供娱乐和休息的，并不属于生产劳动的时间范畴。就人类所创造的精神文明方面来说，闲暇时间有着十分重要的作用，其长短和支配这一时间的数量将会对人们的生活方式产生直接影响。

③生活节奏习惯。人类是物质有机体，是有意识的。在人类开发自然界深度与广度的发展中，人类社会外部环境变得逐渐"人化"，社会结构也变得复杂多样，社会运动的时间节奏也慢慢呈现出了由慢变快的变化趋势。

改革开放 40 年以来，我们每时每刻都在感受着生活节奏的加快。人们对城市社会生活节奏的快慢进行衡量时主要通过三个指标：首先，就是看一座城市公共时钟的准确性；其次，是观察邮局营业员完成一项业务所用的时间；最后，是看街上行人走路的快慢程度。世界上人类行走在路上最快的城市为日本大阪，每秒 1.6 米，其次就是东京、长野。观察他们在街头行走的情况就会明白，他们的生活节奏的确是比我们要快的。

我们为了获得更多的闲暇时间，就不得不面临生活节奏加快这一现实。其实，生活节奏加快是存在积极意义的，最突出的就是人们的生命效率得到提升，更多的社会成员在协调配合方面会更加高速，从而才能为社会创造出更多的精神、物质财富。在相对较快的环境中生活，也会使人时刻保持朝气，精神振奋，因此很多人是非常喜欢这种生活的。但是也有很多人在生活节奏变快后，产生了许多关于健康问题的苦恼。

④生活空间习惯。在生活方式之中，生活空间这一要素是我们不能忽略的，同时也是提升生活质量的重要前提。例如，在一个狭小房间内生活就会觉得有封闭感。不过生活空间太大也很容易让人产生不适，会因为过于空旷而变得孤独和没有自由。这就表明了，人们生活的空间一定要是适度的。

⑤生活消费习惯。运用物质材料满足人类对文化、物质生活的需要就是生活消费，人们如果想要享受、生存和不断发展就一定要掌握好生活消费。消费是社会再生产过程中不可缺少的环节，也是人们恢复劳动力和生存的重要条件。人们在正常消费行为中，不同类型消费资料之间的比例关系，即为消费结构。消费结构中体育的地位，不仅与消费水平有关，同时还与人们的体育态度和体育价值观念有关。体育用品的消费受到人们的文化程度、收入水平、认识体育运动的程度等多种因素的影响，不同文化程度、收入水平的家庭体育用品消费比例也是不同的。

（2）生活方式的影响因素。无论人们是否承认，生活方式始终是一种客观存在，在多种生活方式中，人们必须选择其中一种进行生活。一个人的生活方式可现代也可传统，可游动也可定居，可一成不变也可多变。然而，不管最终选择的是哪种生活方式，总是会有这样那样的因素对其产生制约。

①生产方式是生活方式的前提。对人类群体来说，生活活动基本条件的创造，有赖于人们的生产生活。生活方式是共性与个性并存的，共性即为最简单、最基本的生活方式，也就是工作、吃饭和休息。而生活方式的差异性则是由于生产方式的不同。例如在原始社会，生产方式是刀耕火种，所以人们的生活都是耕田而食、凿井而饮，社会结构也相对简单，一个部落和群体只是因为血缘关系而被长期封闭在同一地域。但现代社会的生活则不同，大工业生产环境下，信息快速流动，人们逐渐由传统生活方式过渡到现代开放式且节奏较快的生活方式。对个体来说，人们的生活方式也离不开其所从事的劳动方式，比如体力工作者就与脑力工作者有所不同，即便同样是体力劳动者，其在生活方式上也会因为是工业劳动、农业劳动和服务行业劳动的不同而存在差异。

②经济发展水平决定了人们的生活水平。生活方式中最重要的评价指标就是生活水平的好坏。生活水平指的是在某一社会阶段中，居民在物质文化生活所必需的社会产品、劳务消费等方面满足的程度。不同国家的经济状况不同，那么他们的国民消费方式也都不同。

③文化传统对生活方式有着久远的影响。世界上各国、各民族的生活方式，因文化传统而变得丰富多彩，生活方式的个性也变得更为突出。不同文化背景让人们产生了不同的爱好、价值取向，以及气质、生活习惯和风度等。例如，广州人在生活消费方面可能会更看重吃，而重庆、青岛人会更看重穿，上海人则是吃、穿并重。

（3）生活方式中的健康隐患。

①环境破坏。通过使用物理和化学的手段，我们虽然将生活提升到了很高的水平上，但这种生活方式却给自然带来了极大的破坏。生态环境遭受了破坏，给人们的健康生活带来了极大的隐患，如现代人脑血管疾病患者比以往增加了三倍，冠心病环境增加了五倍等。

②运动不足。人类科技进步的演变过程就是工具的发展变化过程。人的双手虽是一副高度智能化的工具，但是因为其不够大、不够长、不够锋利和不够有力，所以人类发明了一系列手工工具，如铲、镰、锄、锯、锤等，来延长自己的手臂，辅助手的功能。之后人们又发明了一批复合机械，如风车、马车、水车和家庭纺织机等，这些工具的诞生使得人们从对工具的掌握变成了对工具的操纵，这种变化的最大特点就是减少了肌肉的活动量，增加了指掌的小关节和小肌肉的活动。之后蒸汽机出现了，这标志着人们进入了动力机械时代，而从蒸汽机再到电机的发展，人们逐渐适应了机械生活。直至智能化电脑和机器人时代，人们双手的功能逐渐被自动控制系统所替代。人们的劳动方式在经历了"手工工具—复合工具—动力机械—自动控制系统"的过程之后，又经历了体力型、半体力型与智力型的过程。

在人与自然逐渐疏远的过程中，人类虽然得到了很多精神与物质财富，但同时也丧失了有很多珍贵的东西，其中最重要的就是人体的运动。人们因为机器的发展而放弃了锻炼和努力。因此，现代社会中有很多人都丧失了许多传统的生活和生产技能，以及力量、灵敏度、平衡等一些必备素质，还有对外界的适应能力。

③解剖结构与生理机能的退化。从猿到人、直立行走为人类带来了巨大进步，但也产生了很多新的问题例如消化系统和循环系统的不足，以及只有人类才会有的静脉曲张、痔疮和大肠炎等病症。对于部分的社会成员来说，长时间的伏案工作是他们日常最为基本的活动方式，而坐姿所带来的"肌肉饥饿""运动不足"等问题也直接危害了人的身体健康。

④生活危险。在现代社会中，人们对"危险"这一概念极为重视。例如，工业化的大生产让人离不开机器，而机器的高速运转也常常会造成各种危害人身安全的情况，工业生产所形成的各种污染也直接或间接地危害着我们的身体。还有在都市生活中，处于人口密度极大的高楼大厦，电梯故障、楼房坍塌等也时刻影响着人们的生活安全。另外，人们在使用交通工具时更是时刻担心火车出轨、飞机失事、汽车相撞等事故的发生。还有群体性爆发和蔓延的传染病，更是现代都市生活需关注的问题。

⑤高度紧张。现代的社会生活方式和生产劳动方式常常会使人们高度紧张。而情绪变得紧张一般就会引起身体的各种疾病，如糖尿病、偏头疼，

心脏病、高血压、便秘、癌症和溃疡性结肠炎以及神经衰弱、精神分类、忧郁等精神性疾病。

（4）体育运动是健康文明的生活方式。体育运动可以造就健康、科学、文明的生活方式。体育生活作为人本质的恢复以及人的价值生活活动和社会实践的体现，意味着人性解放。在体育运动中，人类能够在自由、愉快的生活享受中，实现对认识能力与身体智力的发展，同时还可以进行人与自然的愉快的沟通与交流。

①体育运动提高生活品位。无论何种体育运动都需要由一定程度的体育消费和个人支出为支撑。在提升生活质量、优化生活方式和改善社会健康方面，体育消费有着十分重要的作用，它是扩大再生产、实现劳动力内涵的要素之一。在教育训练和文化体育消费活动中，劳动者的智力、知识、审美、技巧、威望和价值观等都有了一定程度的提升，另外，劳动者的个性也得到了培养，有助于实现全面发展。这样，不仅能够调动起劳动者生产的积极性，还能在效率更高的情况下有更多的体力、脑力的支配，同时还会大大提升产品质量与劳动生产率。体育消费的增加、生产过程，既能反映出一个人的自身、家庭与社会的文明程度，也能够使消费结构变得更加合理化。

②体育运动充实了生活时间。现代社会，生产劳动的自动化、科学技术的高度现代化、社会文明的程度等都在不断提升当中，使得工作效率在成倍地增加，工作时间上也有所减少。因此，人们能够自行支配的时间增多。随着闲暇时间的延长和集中，人们对其支配方面有以下几种倾向性变化。

第一，消除疲劳型转变为体力投资、消遣娱乐的方式。当人们在体力消耗较大且消费水平较低的状态下时，常常是以消极性休息为主的，闲暇时间的支配一般是看电视、聊天和睡觉等。以前人们的生活水平较低，生活中也始终伴随着生产和劳动，所以人们对休闲娱乐通常是抱有谴责态度的。但到了现代社会中，人们逐渐意识到劳动应当是为人的生存服务，人们开展劳动的目的就是更好满足自身发展的需要，于是人们也开始慢慢重视起体育运动和消遣娱乐。

第二，接受型转变为创造型的方式。过去，人们自由支配闲暇时间的能力基本上是很低的，主要的活动就是看电视、阅读报纸、听取报告和参观展览等。等这些支配闲暇的方式发展到了高级阶段，人们就要亲自参与工作，例如到博物馆里制作动物标本、在陶艺馆内自己制作手工艺品、到荒原上考古等。

第三，内敛式、封闭式转变为发散式、开放式的方式。之前人们闲暇时间的度过方式常常是在家庭或亲戚之间进行的，社会也不会提供出多余的场所供成员进行娱乐，最多就是一些影剧院和歌舞场所等。但到了现在，闲暇时间的支配方式已经发生了非常大的变化，人们已经不再满足于一些低层次需求了，内敛式、封闭式的休闲方式逐渐转化为开放型和发散型的方式，人们开始喜欢远足、登山、探险、运动等。

第四，人们开始从室内走向户外。如今，人们开始逐渐对单调的室内生活产生厌倦心理，开始向往回归自然。以上这些支配余暇时间方式的变化，同身体娱乐、体育健身，尤其是休闲体育的本质是差不多的，而这些活动的开展也刚好为人们的时间支配提供了良好的活动内容。现在人们开始认真思考的问题是，应当怎样善度闲暇，以及怎样才能通过科学、健康的方式对闲暇时间进行支配，并通过体育来对生活方式以改善。社会大众越来越重视提升生活质量的观念，将更多时间都投入体育中已成为时尚潮流。

③体育活动是快节奏生活的调节器。人们顺应和调整新生活节奏的重要辅助手段之一就是体育运动与娱乐活动。很多实验和社会调查都表明，从事体育活动的人在改变了生活节奏的情况下，其适应能力是比普通人要强的。原因是在体育活动中，人们掌握了许多快速活动的方式和生活技能，这些有助于人们协调、准确和快速地完成生产、生活中的动作。

体育对人体的神经系统、心血管系统的锻炼，在很大程度上能够提升人体在快节奏生活中的耐受与应变能力。另外，体育活动和娱乐消遣还可以让人们对快节奏生活的焦虑、恐惧和抵触等心理障碍进行克服，从而对自身的心理情绪进行稳定，防止身心都处于紧张状态，增强自信心。

在现代社会中，快节奏生活往往使人容易浮躁，人与人之间的感情也逐渐变得淡漠起来。特别是现代生产方式中，对高技术使用经常会让人很难进行情感平衡，工业生产的单调性也会让人感到无聊与寂寞。而体育运动作为富有感情色彩的高尚活动，是人类高级情感的发生器，承担着充实现代人高级情愫的功能。

④体育运动扩展了生活空间。体育运动除了能够充实自身的生活内容、扩展生活空间之外，还能够将人们的宏观运动区域增大，让人重新回归到大自然的怀抱，同森林、雪山、海洋和鸟兽成为朋友。无论是攀岩、登山，还是探险、漂流，这些体育运动和宽阔空间都是人们在现实生活中找不到的。另外，人们在体育娱乐中也得到了更多机会，获得了很多复杂多变的空间享受，比如，翻腾（过山车）、滑行（滑冰、滑雪、滑沙）、上升、下降（蹦极）、转动、摇摆、飞翔和碰撞等。在参加这些活动时，人类的平衡器官受到强烈的刺激，神经系统极度兴奋，不仅得到了空间享受，还克服了恐惧感。

（五）体育运动对心理健康的促进

随着经济的不断发展以及社会节奏的加快，人们的心理素质水平受到了极大的挑战。因此，人们开始对心理健康这一问题有了较高的重视，特别是体育运动与心理健康的结合。

1. 心理健康的认知

心理健康的内容集丰富性和模糊性于一身，关于心理健康的含义有很多种说法，这些说法的立足点也各不相同。不同的人在确立心理健康时，参照的标准和把握的尺度都会有所差异。

虽然人们立足于不同视角，提出了自己对心理健康的认识和见解，但我们可以从精神实质上对心理健康的内涵形成大体的认识。具体来说，心理健康就是一种心理状态，这种心理状态在很长时间内都比较稳定，无论身处什么样的困境，心理状态均不会失调，情绪都处在相对稳定的状态，做出的行为也比较适度，能够在短时间内适应自己的工作与周边环境。

需要说明的是，这里所说的心理状态并非指心理处在固定不变的状态，相反是处于不断调适、不断发展的状态中的。换句话说，心理健康状态是指人们在不断调适和发展过程中形成的，集持续性和稳定性于一体的心理状态。同时心理健康也不是说对所有事情都全盘接受，而是指在主流层面、在对待环境等大问题的反应上都会体现出良好的适应倾向。影响心理健康的因素具体如下：

（1）生物遗传因素与生理发展对心理健康的影响。

①遗传因素。每个人作为一个整体都和遗传因素存在尤为紧密的联系，具体包括机体的构造、形态、感官、神经系统等层面的解剖生理特征，以及能力和性格等心理特征。其中心理特征的一些成分比遗传因素发挥的作用更加显著。

②大脑的外伤。物理性损伤是造成大脑外伤的主要原因，如新生儿产伤或窒息引发的脑乏氧，都会造成脑损伤以及心理发育异常。

③感染因素。各类细菌感染和病毒感染可能会使得作为心理器官的大脑受到伤害，并由此产生器质性障碍或者精神失常。

④化学性损伤。化学药物中毒、食物中毒以及煤气中毒等很多体外毒性化学物质的侵入，都会造成意识和精神障碍。

⑤内分泌功能障碍。甲状腺功能低下或甲状腺功能亢进都是引发人类智能低下以及心理障碍的原因。

⑥脑器质与功能性障碍。脑血栓、脑出血、脑梗死后遗症均会使人们产生智力低下、记忆力减退、人格改变等问题，使人的全部心理过程产生变化。

（2）影响学生心理健康的因素。

①社会环境因素。随着时代的进步以及全球经济一体化的发展，社会竞争越发激烈，大学生在这样一种环境氛围之中，难免会存在理想与现实的矛盾。他们在对未来充满期待的同时，又对激烈的社会竞争有所畏惧。除此之外，他们在未来职业生活以及事业发展等方面也都缺乏足够的信心。

②学校环境因素。进入大学后，相当一部分大学生由于学习成绩不理想和家庭经济状况不佳等外在因素，而出现自卑、敏感、多疑和心理狭隘等心理障碍。同时，还有部分学生无法适应大学生活，导致厌倦学习、找不到学习方法，对未来失去信心。学校如果不能及时发现并解决这些心理问题，任由其发展，这部分学生则容易出现堕落等严重的心理障碍和厌世心理。

③家庭教育因素。近年来，我国大学生群体以独生子女为主，家庭教育是影响学生人格形成的重要因素之一。有些家庭采取强制的教育方式，易导致学生缺乏自尊自信、性格冷漠、盲从、抑郁、偏激等心理倾向；有

些家庭对学生生活、经济等各个方面过分关心，易导致学生产生情绪不稳、骄横、利己、被动、依赖等心理倾向。这些个性上的缺陷是导致大学生产生心理问题的关键。

④心理因素。

第一，认知。认知即人认识外界事物的过程，包括感觉、知觉、记忆、思维和想象等。认知会影响人的思想观念、思维模式、基本信念及对是非的评价标准等。如果某些认知因素之间的关系失调，就会产生认知的矛盾和冲突。这种认知冲突会使人产生紧张、烦躁和焦虑等症状，甚至还会损伤人格的完整性和协调性，影响心理健康。

第二，情绪。情绪即伴随着认知和意识过程而产生的对外界事物的态度体验。稳定而积极的情绪状态会使人精神愉快、心境安定、精力充沛、身体舒适；相反，经常波动的、消极的情绪状态则往往会使人感到压抑和焦虑。心情愉快、乐观、情绪稳定是情绪健康的重要标志。其内容主要包括：A. 了解自己，悦纳自己；B. 在不同的场合有恰当的情绪表达；C. 对生活充满希望，乐观开朗、富有朝气，愉快情绪多于负面情绪；D. 情绪的表达符合社会和自身的需要；E. 善于控制与调节自己的情绪，情绪较稳定，既能合理宣泄情绪，又能较好地克制。

在心理健康中，情绪异常通常是心理疾病的先兆，并且起着核心的作用。以躁郁症为例，它主要是指狂躁与抑郁交替发作的心理疾病。狂躁时的主要表现为过分慷慨、热心，乱花钱；情绪过度兴奋、愉悦；自认能力很强或具有超能力；易怒、喜争论，易与人起冲突；精力充沛，不觉得需要睡眠。抑郁时表现为食欲减少、反应迟钝、动作减少；情绪低落，表情忧愁、绝望、有罪恶感；失眠、早醒或易惊醒等。

第三，个性因素。个性因素又称人格因素，它对个体的心理健康影响最大，是学生心理活动的核心。个性因素包括个体的需要、动机、兴趣、信念、价值观、气质、性格及能力等方面。不同个性心理的人所表现的心理状况有所不同。例如，对于同样的挫折，有的人可能无法承受，消极应对，自暴自弃；有的人则会接受现实，正视挫折，加倍努力，奋发图强。另外，在导致精神疾病的众多因素中，特殊人格特征属于基础原因。例如，谨小慎微、追求完美、优柔寡断、墨守成规、敏感多疑、心胸狭窄等强迫性人

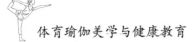

格特征，就很容易导致强迫性神经症。

2. 体育运动的心理学基础

（1）运动的动机。动机是人们从事某项活动的内部原因或心理动因，动机可以引起个体的活动，并促使该活动朝向相应的目标行进，对人们活动起着抑制或强化的作用。从心理学的角度来看，人的动机可以通过"方向"和"强度"来进行观察。其中"方向"主要是指要做的某事，即人的目标选择；"强度"主要是指动机对人的激活程度，即一个人为做某事所愿意付出的努力。

①动机的因素。动机的产生需要具备内部因素和外部因素两个必要条件。运动动机通常是两者相互作用的结果。

第一，内部因素。内部因素是运动动机的主要因素，是指人们的某种需要得不到满足时，引起的生理和心理等方面不适应、自身的平衡状态被打破，人们为了缓解这种状态，从而产生寻找满足需要的动机。

第二，外部因素。外部因素主要通过内因起作用，又可以称为动机的诱因，是外界对人们的各种刺激因素，如人们的称赞、良好的环境等。

运动动机被赋予了较高的价值，与运动者的坚持和活力具有密切的关系。当运动者能够严格要求自己，约束自身的生活行为，积极参加运动训练，不断提升自己时，则会产生较高的运动动机。运动动机的作用主要体现在两个方面：A. 维持和调整功能。运动者在进行运动时，其坚持运动的时间会随运动动机的强弱而延长或缩短，在面对困难时也会积极寻找克服困难的方法。相反，当运动者的运动动机较弱时，容易产生退缩的想法和行为。由此可知，动机是激发人们开始某项活动的前提条件，也是维持活动进行的基础。B. 指向或选择功能。运动动机能够帮助人们选择运动的方向，激发人们的行为，使其在运动过程中向某一目标前进。

②动机的分类。

第一，内部动机。内部动机主要是指归属感、荣誉感、自尊心、好胜心、好奇心等，是源于主观内部动机。

第二，外部动机。外部动机主要是指将外部诱因转化而生成的动机，例如获得赞扬、肯定等，是源于外部动员力量的动机。

第三，缺乏性动机。缺乏性动机包括生存和安全的一般目的，主要是以逃避危险、避免威胁、排除破坏等需要为特征的动机。

第四,丰富性动机。丰富性动机包括满足和刺激的一般目的,主要是指以创造、成就、发现、满足和积累经验为特征的动机。一般情况下,丰富性动机与缺乏性动机相反,丰富性动机趋向于张力增强。

第五,间接动机。一般情况下,间接动机与社会意义、运动结果等方面存在的联系较为紧密,而与当前活动存在的联系较少,因此间接动机可以产生持久的影响力。例如运动者将主要精力用于克服困难,而非运动本身。

第六,直接动机。直接动机与当前所从事的活动关系密切,其行为直接动力较大,内容相对具体。例如运动者对运动本身感兴趣。

第七,社会性动机。社会性动机是后天习得的,主要是人的社会化过程所需要的动机,例如友谊、认同、尊重等,其影响力具有持续性的特征。

第八,生物性动机。生物性动机是指人们为满足生理需要,从而进行相应活动的动机,例如宣泄情绪、获得运动的愉悦感等。生物性动机如果得不到实现,会使人们产生情绪的不良反应,相反,则能够获得较大的满足感。

(2)体育运动者的注意力。注意的结构一般可以划分为注意方向和注意范围两个维度。注意方向主要是指人们所关注的身心状况或外部环境。注意范围主要是指能够在短时间内准确地把握对象的数量,即能够以广阔的注意同时获得各种信息。

①注意的类型划分。可以将注意划分为状态注意和特质注意两大类。

第一,状态注意。状态注意是可以进行调节的,主要依赖于具体环境而不断变化。

第二,特质注意。特质注意是一种相对来说不容易变化的、较为稳定的,在不同环境中具有一致性特质的注意,是人格特质中十分重要的部分。

②注意能力的差异。注意在运动竞赛中占有十分重要的地位,当运动者能够妥善解决注意方面的问题,且善于进行自我调节时,能够使其快速地适应赛场变化。反之,则容易造成比赛的被动。

需要注意的是,参加同一项目的运动者具有不同的注意特征,不同运动项目的运动者的注意特征也存在差异。这就要求运动者积极参加各种系统训练，不断加强、巩固和发展不同项目的注意方式。

③注意方式对体育运动的影响。

第一，广阔内部注意对运动的影响。具备内部注意的运动者往往比普通人更善于思考，制订比赛计划的能力较为突出，并且能够迅速将各种信息纳入自己的知识储备中。在参与运动竞赛时，能够对竞争对手的行为做出相应的预测，并根据比赛中各种突发情况迅速进行调整，棋类运动是最能体现内部注意优势的运动之一。

第二，外部注意对运动的影响。外部注意在把握较为复杂的运动情境时十分重要。例如排球、足球、篮球等集体性运动项目，需要运动者根据外界的情况作出相应的判断。良好的外部注意能力能够帮助运动者获得更多的外部信息，增强自身预测能力。

（3）体育运动者的自信心。自信即相信自己，是指人们对自己所知、所做的事情确信不疑。运动自信是指人们在运动领域的自信，即运动者在运动过程中坚定完成任务的信念。运动表现受运动自信的影响，自信越强则表现越强。一般情况下，自信对运动表现的提升具有显著作用，使运动者在行为、情绪、认知等方面表现出积极性特点，同时还能有效降低焦虑对运动的影响，增强运动者克服困难的勇气。

不同的自信水平在应对焦虑时也有所不同。大部分运动者往往会将焦虑提高的情况判定为不可控，以至于产生一定的负面影响，而具有高水平自信的运动者则能自我调节情绪。培养运动自信的方法具体如下：

①自卑的调整。

第一，进行适当的表现。成功是增强自信最有效的方法，这就要求运动者必须有意识地做一些力所能及的事情，多进行各种有把握的事情，以成功不断增强自信心，从而摆脱自卑心理。

第二，与别人进行合理比较。运动者应该认清自身的优点和缺点，尽量不要拿自身的不足与他人的长处进行比较。

第三，对自己进行客观评价。每个人的长处和短处都存在着差异，运动者不仅要善于发现自身的不足，还要认识到自身的优点，不能因某一方面的缺陷而怀疑自己的全部能力。

②能力重评。能力重评不仅能够将运动者的注意从自身弱点上转移开，

还能帮助运动者将注意聚集到自身优点上。正确认识和评估自身运动能力是提升运动自信的有效策略，运动者可以多加训练和比赛，列举出自己先前获得的成就和信心来源，从而重新认识或重新评估自身优势。

③心理技能训练。

第一，建立乐观的思维定式。当运动者察觉因消极的思维引起的情绪紧张等问题时，应采取积极的思维来阻断消极的思想意识。建立乐观的思维定式有利于运动者摆脱不良情绪。

第二，自我松弛。一般情况下，自我松弛是指运动者在比赛前通过放松躯体肌肉来缓解紧张心理的方法。主要包括从头部开始放松全身肌肉、自信微笑、深呼吸、集中意念、排除杂念等。

第三，自我暗示。自我暗示方法一般在比赛过程中比较常见，当出现情绪不稳定或情绪起伏较大时，采取自我暗示能有效稳定情绪。

第四，引发成功体验。如果运动者曾多次成功地完成某一技术动作，就会对自己的这一能力充满自信。创设成功的情境是提升自信的重要策略。在运动训练时，可通过创设相应的情境，让运动者有机会获得成功的体验。另外，还应培养其在不利环境下积极自信的态度，可创设不利的情境，使其在不利情境下获得成功的体验。

（4）体育团队的凝聚力。团队是存在多种关系、相互产生影响，且拥有共同目标的人组合而成的。共同的目标是各个成员对团队产生依赖感和归属感的重要原因，也是各个成员团结在一起的基础。

规范和秩序通常是以团队的利益为出发点，是团队工作正常运行的重要保证。而强大的团队凝聚力则是一个团队想要获得长足发展的必要条件，要求团队各个成员之间必须积极协作，通过密切配合高质量地完成本职工作，并对其他成员给予一定的帮助，为同一目标共同奋斗。

①体育团队凝聚力的内容。

体育团队凝聚力主要包括个人心理感受和团队团结力量两个方面。

第一，个人心理感受。团队成员的心理感受主要体现在认同感、力量感和归属感三个方面。认同感主要是指团队成员对其团队的行为方式和规范准则的认同，是团队凝聚力形成的重要先决条件；力量感主要是指团队成员通过良好的协作取得卓越成绩时所表现出来的自信心；归属感是团队成员融入团队，关心团队利益得失的重要心理感受。

第二，团队团结力量。团队团结力量即将各个成员的能力最大化，能有效发挥各个成员的作用，从而使团队在比赛中获得优异成绩，主要体现在排球、足球等团体性运动项目中。团队比赛的优胜有利于产生团队荣誉感和自豪感，加强团队成员的归属感，进一步提升团队凝聚力。

当团队成员的生活态度、认知、个性等方面具有较高相似度时，则会形成良好的团队氛围。良好的氛围能够在一定程度上提高团队成员心理上的舒适度，并在潜移默化的影响下提高其对团队的认可度。需要注意的是，社会环境会在一定程度上影响团队的稳定性，导致团队成员的认知和心理发生改变。

综上所述，团队在面对不和谐因素以及影响团队凝聚力发展的负面影响时，应尽可能地满足团队成员多元化的需求，坚持进行自我调整，从而缓解团队中的矛盾，推动团队的发展进程。

②体育运动团体凝聚力的影响因素。

第一，团体稳定性。团体稳定性主要是指团体成员的变动程度，主要体现在政策方针和成员两个方面，是团队持续发展的重要因素。

第二，内部竞争。激励成员不断提高自身，进行内部竞争，有利于团队的发展。诸多实践表明，合理的内部竞争会对团体凝聚力产生巨大影响；而不合理的内部竞争则会使团队成员之间出现分歧，增加团队成员的压力。

第三，领导方式和领导风格。团队凝聚力受团队领导的影响，主要表现在团队领导对团队成员主观能动性方面的作用。

第四，心理相容。心理相容主要是指团队成员与成员之间、团队领导与成员之间，以及团队领导与领导之间通过相互协作，从而促进团队的发展。

第五，成员的互补性。团队成员共同努力，取长补短，充分发挥团队的效能，推动团队的持续性发展。团队成员之间在年龄、性格、智力等方面形成优势互补，能够有效增强团队实力。

第六，目标的整合。目标的整合主要是指个人目标与团队目标整合。为了保证两种目标形成真正的合力，必须以自愿为基础，才能有效促进团队的发展，反之，对两种目标进行强制性的整合，则容易引起诸多问题。

3. 体育运动对心理健康的影响

（1）提高体育运动者的认知能力。

①提高情商。情商是一种非智力因素，对个体的学习和事业的成功具有十分重要的作用，运动者的情商主要表现为承受能力、解决问题能力、处理人际关系的能力、协作配合能力，以及组织管理能力等方面。体育运动能够有效提高运动者社会交往能力，增强公平的竞争意识，培养良好的心理承受能力，同时使其获得健康的身体和充沛的体力精力，积极面对生活和学习中的困难。

②发展思维。体育运动不仅要求运动者能够在多变的条件下做出最合理的调整，还要求其能够迅速感知外界事物，并做出一定的判断。因此运动者必须综合运用身体各种感官来感知动作时空关系、要领和形象，以及肌肉用力程度等。体育运动对认知能力方面的作用主要包括以下两个方面：

第一，体育运动有利于调节大脑皮层的神经，加强大脑皮层神经过程的均衡性，加快大脑反应，促进思维的发展。除此之外，还能有效提高大脑皮层判断、分析环境的能力。

第二，体育运动中的走、跑、跳、投等基础训练，能够有效提高运动者的运动思维和认知。

（2）创造良好的心理情绪体验。

①提高情感自控能力。对于参与运动锻炼的运动者来说，一定要勇于挑战自我并积极和同伴展开竞争或者协作，并在此基础上体验忧伤与憧憬、进取与挫折、成功与失败、欢乐与痛苦等多种情感，从而掌握积极与消极情感的关系，掌握自我情绪转化的方法，使运动者控制自我情感的能力得多大幅度提升。

②体验运动快感。运动锻炼具有对抗性和趣味性，不仅能够充分引起大学生的兴趣，使其积极、主动地参与到体育运动中，还能有效提升学生良好竞争意识，开拓学生思维，增强学生身体素质。

在体育场上，通过畅快淋漓的运动锻炼，可令人暂时抛弃烦恼，充分感到兴奋和愉快。激烈的身体接触与碰撞的刺激，能够使运动者获得兴奋感和愉快感，从而尽情地释放人类攻击性的本能，使其忘记疲劳，沉浸在因运动激发出的兴奋中。

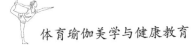

③疏导不良情绪状态。运动实践表明，人体参与运动锻炼能振奋精神、调节情绪、增进快乐，使运动者形成积极、乐观的生活态度。这种积极的情绪状态能够有效缓解自卑、抑郁、焦虑等不良情绪。

④体验成功和成就感。在体育运动过程中，运动者需要与竞争对手进行全方位的对抗，包括意志力、战术、体力等方面，当最终获得比赛胜利时，运动者会获得大量的成功体验感和极大的成就感。

运动者通过努力获得的成功体验，不仅能成为自信和前进的动力，促进运动者在日常生活和学习中不断积极向上，还能丰富其生活内容，增强身体素质，提高生活质量。

（3）塑造心理健全的人格精神。

①完善个性心理。我们通常将人身体上所表现出来的，带有经常性和稳定性的心理特点视为个性心理。针对个人的运动锻炼，实际上就是人与人的一种对抗，只有个人的性格、气质、能力健全且强大，同时又具备独立的人格和鲜明的个性，勇于创新和冒险，才真正有可能在极为复杂的困难条件下，不畏强敌并与之进行对抗，从而获得比赛的胜利；针对集体的运动锻炼，其实质上是一个团队与另一个团队之间的对抗，仅凭借一人之力是无法取胜的，但团队中的每一个人所发挥的作用都会对最终的结果起到一定程度上的影响，因此，团队中的每一个人都应当认准自己的角色，积极配合队友，必要时还要牺牲个人的利益。

不同形式的运动锻炼中，不同的角色扮演和个体必须坚持不懈地拼搏和奋斗，从而尽快克服主观层面和客观层面的困难，这一过程对运动者形成良好个性心理也有很大的正面作用。

②提高抗挫折能力。运动锻炼之所以能增强运动者的抗挫折能力，主要是受运动锻炼自身规律的影响。体育运动规律主要是指运动者在对抗比赛中不断重复"进攻—失败—再进攻"的过程。一般情况下，两支智力相当的队伍在进行比赛时，采取进攻的成功率一般在30%～50%左右，采取防守的成功率则要高于进攻，但是当队伍超常发挥，其进攻成功率往往能达到50%以上。

参与体育运动对抗，有胜利必然就有失败，运动者在这种反复的情境教育中，不断磨炼意志，从而提高自身抵抗失败、打击的心理承受能力，形成不屈不挠的顽强意志。

对于组织和开展运动锻炼活动的教练员来说，一定要有目的、有计划地引导运动者树立正确的比赛心理，积极举办多样化的竞技训练活动和运动比赛，使运动者逐步形成良好的意志品质。

（4）培养良好的心理意志品质。

运动锻炼对运动者意志品质的培养尤为显著。在参与运动锻炼的过程中，运动者常常需要不断和各种主客观困难作斗争，如在进行锻炼中身体负荷强度大，常常需要达到身体极限，有时还会造成心理上的疲劳，所以说运动锻炼能有效磨炼运动者的意志品质。

除此之外，体育运动还能帮助运动者培养积极向上、团结拼搏的优良品质，有利于培养学生科学、文明、健康的生活态度以及善于创新、勇于克服困难的精神。在体育规则的约束下，体育运动还能为当代大学生营造良好的体育道德风尚和文明的行为方式。

4. 促进心理健康的体育技能训练

（1）注意训练。在执行运动任务的过程中，运动者的注意集中能力至关重要。注意是运动者全神贯注于某个确定目标，排除其他内在刺激干扰和外在刺激干扰而形成分心的能力，发挥着尤为重要的调控功能。就注意训练来说，具体是指运动者运用多种方法提高注意稳定性、抗干扰性或者注意集中程度的过程。

①注意训练的主要作用。运动者想要在比赛中获得预期的比赛成绩，就必须在比赛过程中力求做到全身关注、心无旁骛，全身心地投入比赛，即需要高度、持久地集中精力。只有做到这些，运动者才能发挥已有的训练水平，充分调动心理潜能、技术潜能和身体潜能，从而取得成功。

注意集中对于运动者来说是一种十分重要的注意品质，需要与其他方面的注意品质相配合才能更好地完成运动任务。例如，在篮球比赛中，在进行组织战术配合时，带球队员要从场上球员中搜寻传球对象，这体现了注意的选择性功能，同时他还要观察场上情况，进行战术决策，这体现了注意的分配性功能。又如，在足球比赛中，足球守门员始终都要保持一定程度的警惕，以防对方球员突然起脚射门，这体现的是注意的警觉性。由此不难得出，注意训练不单单要关注运动者注意集中能力的提高幅度，也

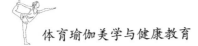

要有目的、有计划地培养运动者注意选择、注意分配、警觉性等注意品质。

②一般性的注意集中训练。

第一，五星练习。该练习需要完成五个步骤：A. 准备一个宽约 20 厘米的白色五角星和一块边长约 38 厘米的黑色方形纸板，将白色五角星贴在黑色纸板中央，垂在墙上，个体在距离纸板 1 米出处呈放松状态坐好。B. 闭上眼睛，在头脑中想象一个黑色屏幕。C. 睁开眼睛，凝视五角星图案两分钟。D. 把视线移到旁边的墙面，注视上面出现的五角星虚像。E. 闭上眼睛，在头脑中再现五角星虚像。

除了以上五步以外，运动者还可以在室外用自己的影子完成这项练习。具体来说，运动者站或坐在阳光下，盯着影子的颈部看两分钟，再看天空或是淡色墙壁，然后闭上眼睛，在脑海中重现。

运动者可以先进行一周以上的图案观摩技术联系，在此基础上再参与想象练习。想象练习有助于运动者回忆过去曾经进入大脑的信息，回忆时应紧闭双眼实施自我暗示，并在此基础上完成记忆练习。

第二，想象练习。想象练习的具体练习方法为：A. 找一个僻静的地方，将灯光调暗，脸朝上躺着。B. 做一节放松或集中注意力练习。C. 闭上眼睛，想象有一个温暖、柔软的黑色屏幕。D. 想象在屏幕上出现一个白方块，边长约 30 厘米，距自己约 30 厘米远，努力使这个图像稳定。E. 然后想象在屏幕上出现一个硬币大小的黑圆圈，集中注意力看这个白方块中的黑圆圈。F. 突然整个图像消失，想象这时突然闪过脑海中的各种图像。

第三，纸板练习。纸板练习的具体练习方法为：A. 选择室内光线充足的地方，准备一块边长约 38 厘米的黑色方形纸板和一款边长约 5 厘米的方形纸板，并将白色纸板贴在黑色纸板中央，将纸板垂挂在墙上，并使纸板中心高度与眼睛平齐。B. 运动者要使自身处于放松状态。C. 闭上眼睛，想象面前有一块温暖柔软的黑色屏幕，如未打开的电视屏幕一样。睁开眼睛，注视图案中心三分钟，此时不要眨眼，也不必过分用力。D. 缓慢把视线移开，注视空白墙壁。此时墙上会出现一个方形虚像，注视它直到消失。E. 虚像消失后，闭上眼睛，在头脑中想象那个图像，并尽量保持稳定。F. 运动者重复完成上述练习步骤，坚持练习一周，每天坚持练习一次，每次练习时间控制在 15 分钟。

③结合运动训练的注意集中训练。

第一，口令练习。运动员在进行口令练习时，可以按照与口令相反的意思完成动作。例如，口令为"齐步走"，运动员应"立定"；口令为"向右转"，运动员应为"向左转"；口令为"稍息"，运动员应为"立正"等。除此之外，运动员在训练中也可以采用通过微弱的、难以听清的声音发出口令，这就要求运动员必须时刻保持高度的注意力，但这种练习不适合长时间使用，通常不超过3分钟。

第二，专项性的注意练习。与一般注意技能训练相比，专项性的注意练习更关注运动者个体的注意特征及其注意特征的要求，以及比赛程序和比赛环境等方面的特点。从而进行具有针对性的注意技能训练。举例来说，注意集中能力对射箭运动员就相当重要。射箭运动员要想减少比赛中外部事件的干扰，可以凭借适应性脱敏训练和制订个人比赛行为程序来顺利克服。有的运动员为防止比赛时受到拍照或摄像的干扰，在平时训练中会有意让人对其进行近距离的拍摄，使其对此类事件产生心理上的适应。

为了防止比赛中受到某些赛场环境因素的影响，有的运动员还自行设计了一个解决办法，就是训练中每射完一支箭，都将视线指向正前方场地上两米远的某一点，想象一下动作，之后再开始发射下一支箭，由此避免发射后因无意间观察到场上情况而可能带来的干扰。

（2）放松训练。放松训练主要是指通过暗示语调节中枢神经系统兴奋性，从而使肌肉得到充分的放松，进行呼吸调节的方法。近年来，被人们接受，并广泛应用的放松方法包括日本的坐禅、中国的气功、三口度的瑜伽、德国的全身自生训练放松方法和美国的渐进性放松方法等。这些方法虽然在训练程序、训练内容和训练方式等方面都存在一定的差异，但也存在着许多共同点，例如都是通过感知肌肉不同程度的紧张状态，进行深沉的腹式呼吸，并且使注意力高度集中于暗示语等。

经过长期的实践研究表明，运动者在进行比赛前，可以利用放松训练调节情绪，做好赛前心理准备；在比赛过程中，运动者也可以利用放松训练中的腹式呼吸解除紧张情绪，达到稳定心理状态的目的；在比赛结束后，还能采用放松训练进行一定的心理恢复。

①放松训练的主要作用。运动者在参加运动训练和竞赛的过程中，经

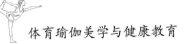

常会遇到倦怠、恐惧、焦虑、过度紧张等情绪问题，还会引发中枢疲劳、中枢神经系统的过度抑制或过分兴奋所产生的生理变化。因此，运动者必须通过放松训练掌握一系列能够调节身心的方法，保持良好的身心状态。

放松训练对运动者的积极作用主要体现在以下方面：第一，为其他心理技能训练奠定基础；第二，不仅能加速疲劳消除，使身心得到适当的休息，还能有效缓解运动者因紧张情绪而产生的能量消耗；第三，降低运动者中枢神经系统的兴奋性。

②放松训练的常见方法。

第一，渐进式放松训练。渐进式放松训练是由美国学者雅各布森于1929年创立的，他认为放松肌肉能够缓解个体的紧张情绪，同时也会降低"非自主性"肌肉和组织器官的紧张性，从而达到消除焦虑的目的。渐进式放松训练的具有步骤包括以下方面：

首先，准备姿势。运动者首先需要选择一个比较舒适的姿势，在一个相对来讲比较安静的环境中，静听暗示性的指导语，使各个部位体验肌肉自然缓慢松弛下来时所带来的一种放松感和沉重感，随之进入生理和心理放松的绝佳状态。以下两种准备姿势是渐进式放松训练所包括的主要内容：其一，躺式。运动者保持头靠枕头仰面躺下的状态，双手手心向下、双臂微微弯曲自然放在身体两旁，闭上双目。其二，坐式。运动者需要选择一个比较舒适的姿势坐在一张软椅上，闭上双目，双腿呈放松状态，脚尖略向外。在此之后，运动者需要开始展开想象，逐渐放松面部的全部肌肉，双眉舒展，深深吸气，而后呼出。这里需要注意的是呼出的时间应是吸入时间的两倍。

其次，放松练习。运动者在放松前所进行的各种肌肉收缩是渐进式放松训练所强调的重要内容，且要遵循循序渐进的基本原则。因为，运动者在此基础上进行放松，能够更加充分感受到肌肉放松时的状态以及肌肉收缩时的状态。以下是具体实施步骤：A. 运动者以一个比较舒适的姿势在一个相对安静的场所内坐好，而后尽可能使自己保持放松状态。B. 运动者将右手逐渐握成拳，在此过程中体会肌肉紧张的感觉。然后逐渐将拳头握紧，充分体会右手和右臂的紧张感。C. 缓慢张开右手，并体会紧张感得到缓解的感觉。不仅如此，运动者还可以用相同的方式使身体其他部位放松。例如腿部、背部、胸部、肩部、颈部、面部、胃部等，通过反复的放松训练，使身体各个部分的肌肉得到放松。

第二，自生放松训练。

准备姿势。与渐进式放松训练的准备姿势相同。

放松练习。放松练习主要由前额温暖感练习、呼吸调节练习、心脏调整练习、四肢沉重感练习、腹部温暖感练习和四肢温暖感练习六种方法组成。

下面以四肢沉重感练习为例，对练习程序和注意要点展开描述：A. 运动者需要选择一个相对舒适的姿势，闭上双目，而后进入到暗示性指导语训练环节，例如，默念 5～8 次"我的右臂变得十分麻痹和沉重"、5～8 次"我的右臂变得更加沉重了"，最后再默念 1 次"我感到极度平静"。B. 缓慢睁开双眼，做几次深呼吸，微微弯曲几下胳膊，抛掉这种沉重感，然后重新以一个舒适的姿势，闭上双眼，不断重复前面的动作。C. 运动者应在设想自己手臂越来越沉重的同时，以适当的语调不断重复前面的句子，并每天坚持 2～3 次沉重感练习，使身体得到充分放松，一般每次练习时间保持在 7～10 分钟左右。在进行放松训练的过程中，运动者应将注意力放在词句和体验沉重感上，尽量避免过度用力，当运动者无法想象出这种沉重感时，可以在练习时适当利用重物进行体会。D. 运动在练习的过程中应注意对身体各个部位进行同步练习，一般情况下可以按照 3 天为一个周期进行练习。例如，练习 3 天双臂变得麻痹和沉重后，再练习 3 天腿部变得麻痹和沉重等。

第三，放松技术的科学运用。

当运动员熟练掌握放松技术后，要将其灵活地运用到训练和竞赛实践中。一般情况下，可以在以下情况中使用放松技术：A. 竞赛开始前，运动者可以通过放松训练缓解自身的紧张情绪，最大限度地减少能量消耗。B. 睡觉前或是比赛结束后，进行放松训练能够有效缓解肌肉紧张度，使身心得到放松，消除疲劳。C. 在进行表象训练前，放松训练能有效帮助运动者集中注意力，生成更加清晰、稳定的运动表象。

运动者在使用放松技术时，必须明确自身进行放松的目的或是寻求适宜唤醒水平的目的。需要注意的是在比赛过程中，极度焦虑和过于放松都不利于运动者的身心健康。

想要实现最佳潜能的发挥，必须在竞赛前的准备环节遵循两个原则：A. 想要尽可能地发挥潜力需要进行适当的努力，即 90％ 的努力。100％ 或者 110％ 的努力是无法发挥最佳潜力的。B. 运动者必须在最短的时间内完成一定的调动，并以最快的速度使自己平静下来。第一条原则主要是强调任何一种运动，极度唤醒的情况都是不可能有最佳发挥的。而第二条则是强调运动者在掌握放松训练和激活唤醒训练的前提下，要将其灵活地运用到竞赛实践中，在竞赛准备阶段，运动者应使身心得到充分的放松，而当进入到另一个阶段时，则要以最短的时间进行激活唤醒，从而使自己能够充分发挥各方面的能力。

（3）表象训练。

①表象训练的基本能力。表象训练主要是指运动者在暗示语的引导下，对某种运动情境或是运动动作进行反复想象的过程。它是心理技能训练的核心环节，也是运动者最常用的一种心理技术，能有效提高运动者在竞赛实践中对情绪的控制能力和运动技能。借助测验科学评价运动者的表象能力是开展表象训练的第一步。表象训练的测验内容主要包括：A. 运动者情绪状态的清晰度或强度；B. 表象的清晰性和控制性；C. 表象中出现的运动感觉、听觉和视觉。

在运动者进行表象训练前，教练应向运动者介绍表象训练的相关知识。例如，表象的清晰性和控制性、表象训练的作用及实施程序、运动表象及视觉表象、动觉表象的含义及特征等。

②表象训练的主要作用。运动者进行表象训练的作用主要体现在以下方面：

第一，在竞赛过程中，表象所采用的行为方案，有利于帮助运动者形成良好的竞技状态，增强自信心。

第二，一般情况下，表象训练大多与其他练习训练结合使用，能够帮助运动者学习和掌握暗示训练、放松训练等其他心理技能。

第三，表象训练能帮助运动者建立或巩固正确的动力定型，从而使其掌握各种复杂的技术动作。

③表象训练的理论支持。

第一，符号学习理论。符号学习理论认为表象训练可以帮助运动者从认知上为动作执行制订计划、做好准备，即帮助运动者理解并形成动作图式编码。

第二，心理神经肌肉理论。心理神经肌肉理论认为，运动者在表象训练的过程中，相关肌肉的活动模式与其实际完成活动时完全一致，即与动作有关的肌肉会产生细微的神经支配活动，只是强度相对弱于实际活动。除此之外，这种神经活动模式通常会存储在记忆中，当运动者进行实际活动时，神经活动模式会作出反馈、调整动作并贯彻执行。

④表象训练的实施步骤。

第一，上臂沉重感练习。首先，表象自己正在使用左手握着一个水桶的把手，当该水桶被完全拉至与肩水平的位置时，需要感受一下水桶的重量；其次，表象有一个人向自己刚刚拎的水桶中倒入了4磅重的沙子，此时是否能感受到上臂重量的变化，如果能感觉到，再倒入4磅重的沙子，感受到上臂的疲劳感，要充分感觉这个桶的沉重，充分感觉到上臂越来越沉重的感觉；最后，表象有人将你上臂拎起的水桶拿走，这时你的上臂又恢复到了原来的感觉，缓慢将双臂放回原来位置，保持放松状态。

第二，卧室练习。运动者可以冥想一下年少时自己卧室的情况。例如，冥想自己已经站在了卧室的门口，并向房间内望去，此时注意到了地板的颜色与文理，注意到了四周墙壁的颜色。而后将注意力渐渐转移到床上，上面用灰白相间的细小格子布床单铺着，被子被整齐地叠放在一旁，床头放着与床单颜色、图案一致的枕头，软软的。枕头旁边摆放着你喜欢的书籍。床边精致的小柜子上放着一盏台灯，它曾陪伴我们读过许多书、度过许多夜晚。床的另一旁还有一个小竹篓，用来放置平时换洗的衣服，之后将注意集中到卧室时曾出现过的各种情绪上。

⑤表象训练的注意事项。

第一，充分利用准确简练的语言。从运动表现的形成和完善的过程来看，教练应向运动者着重讲解完成技术时肌肉的运动感觉，清晰、简练地说明技术动作的要点，保证运动员深刻领会肌肉用力的特征。

第二，由视觉表象过渡到动觉表象。传统的表象训练一般以视觉表象为主，经长期的实践研究发现，视觉表象通常只适用于训练开始阶段。为了使表象训练更好地发挥其作用，必须向动觉表象训练过渡。这就要求运动者在进行相关训练时必须重视完整的动作形象，通过对示范动作的观察和想象，建立清晰的视觉表象。除此之外，运动员在视觉表象的基础上，还应通过实际动作的练习，认真体会和把握肌肉运动的感觉，从而形成和完善运动动作的动觉表象。在提高动觉表象质量的练习中，可以采用不同重量的器械。

第三，做好充足的心理准备。运动者在提高表象清晰性和控制性时，适当的心理准备能有效提高练习的效率，这就要求运动者必须拥有渴望训练的动机、坚持长久地进行系统练习，并使自身处于放松的注意状态。

⑥结合运动训练和比赛进行表象练习。经过长期的实践研究发现，许多运动者会在比赛前和比赛中，在工作、学校、家中、训练前、训练中和训练后等场合使用表象练习。一般情况下，运动者在比赛前和训练之外进行表象练习的频次较高。简言之，运动员在训练或是比赛结束之后，参与的表象练习次数偏少。这会对表象练习作用产生极大影响，原因在于当训练或者比赛结束后，运动员对自身不久前进行的运动表现印象清晰，这种清晰的印象能改善训练和比赛后表象训练的实际效果。因此，更建议运动员在训练和比赛后进行表象训练。

此外，在进行表象练习前，运动员还应先进行放松练习。例如通过放松练习使身体的紧张感得到充分缓解，再开始表象练习。因为表象的直观性特点具有强烈的感知，同时不存在实物的支持，所以增加了运动员将注意力长时间集中于表象上的难度，应合理控制表象训练的时长。

（4）模拟训练。模拟训练主要是指运动者在训练中，针对相关情境或是问题进行模拟实战的反复练习，其主要目的是保证运动员的技术和战术即使在变化的情境中也能够得到正常发挥，帮助运动员适应各种比赛条件。

①模拟训练的类型。模拟训练可以划分为两种类型：第一，语言图像模拟。主要是指通过语言或图像对比赛的相关情境进行描述，从而思考比赛中可能出现的问题；第二，实景模拟。主要是指通过对观众行为或裁判判罚、比赛的天气和场地，以及竞争对手的技术和战术等方面的模拟，设

置相似的情境和条件对运动者进行训练[1]。

②模拟训练的作用。模拟训练有利于运动者建立必要的心理和行为准备，从而更好地面对比赛过程中可能出现的各种意外情况，保证运动者充分发挥其应有的战术水平，提高运动者对比赛应激情境的适应性。

第三节　体育锻炼的原则

一、FIT 原则

FIT 是次数（Frequency）、强度（Intensity）和时间（Time）这三个英文单词首字母的拼写。FIT 原则是从事以健康为目的的运动所必须采取的基本监控原则。要想在安全的锻炼过程中取得良好的效果，必须科学地控制锻炼次数、强度和时间。

（1）次数。表示每周体育锻炼的次数。要想获得良好的体育锻炼效果，每周至少应该进行 3～5 次体育锻炼。

（2）强度。有氧运动的强度控制可以通过测量心率来实现。在进行有氧运动时，心率应该控制在最大心率的 60%～80%。运动强度大小的监测必须遵守循序渐进的原则，必须充分考虑自己目前的身体状况和健康水平。

（3）时间。指每次运动的持续时间。为了提高心肺循环系统的耐力，每次有氧运动应持续 20～30 分钟。教师上中长跑课时所采用的手段就是控制运动强度和运动时间，有时要求学生在固定的时间里进行持续有氧运动（控制时间），有时要求学生在固定的时间内完成特定的距离（控制强度）。

二、超负荷原则

---

[1] 刘永，徐俊英，苏玉凤，等 . 身体的美学转向：价值化体育课程论的哲学启示 [J]. 内蒙古师范大学学报（教育科学版），2018，31（12）：65-69.

超负荷原则是在体育锻炼时，身体或特定的肌肉受到的刺激程度强于不锻炼时或已适应的刺激程度。在体育锻炼时只有遵循超负荷原则，才能逐渐提高身体健康素质。

要提高有氧耐力水平，可以通过增加每周的练习次数、延长每次练习的持续时间和加大每次练习的强度来实现。

发展肌肉力量练习的超负荷，可通过增加器械的重量、增加练习的次数或组数以及缩短每组练习的间歇时间来实现。

超负荷原则同样适用于发展关节和肌肉的柔韧性，可通过增加肌肉的拉伸长度、延长拉伸持续时间和加大关节活动的幅度来实现。

虽然超负荷锻炼可以使身体健康素质逐渐得到提高，但这并不意味着每次必须练到筋疲力尽。事实上，即使不超负荷地练习，一般性的锻炼也能保持和提高身体健康水平，只不过要花更长的时间来锻炼才能取得良好的锻炼效果。

三、循序渐进原则

循序渐进原则是指体育锻炼必须根据人体身心发展规律和个人实际情况，在锻炼的内容、方法、运动负荷等方面逐步提高，使机体功能不断得到改善和提高。

循序渐进是人体适应的基本规律，人体对内、外环境变化的适应是一个缓慢的由量变到质变的过程。只有遵循这个规律，才能取得良好的锻炼效果，否则非但不能增强体质，还可能引起机体损伤和运动性疾患，损害身体的健康。青年人争强好胜，违背体育锻炼的渐进规律，使机体超负运转，这样容易造成机体损伤。年轻时生命力旺盛，可能暂时看不到什么反应，但久而久之就会留下隐患。因此，进行体育锻炼不能急于求成。坚持循序渐进原则要做到以下三个方面：

（1）选择合理的锻炼内容。在锻炼的内容上，要根据自己的身体状况合理选择，体质不同锻炼起点也不同。体质较好的人，可以选择比较剧烈的运动方式，如各种竞技运动项目；体质较弱的人，开始锻炼时可以选择比较缓和的运动，如慢跑、徒手操、武术、乒乓球等。患慢性疾病的人，可选择保健体育的一些内容，如太极拳、散步等。当体质逐渐变好时，锻炼内容也可以逐步由缓和变为较为剧烈的运动。

（2）运动量逐步加大。机体对运动量的承受能力有个缓慢的适应过程，锻炼时运动量由小到大，逐步增加。开始锻炼，时间要短，运动量不要过大，待机体适应后再逐步加大。如果运动量长期停留在一个水平上，机体的反应能力就会越来越小。机体机能的提高是按照"刺激—适应—再刺激—再适应"的规律有节奏地上升的，运动量也应随着节奏来安排。病后或中断锻炼后再进行锻炼，尤其要注意循序渐进，以免发生意外。

（3）每次锻炼过程也要循序渐进。每次锻炼前要做好准备活动，锻炼后要做好整理活动，如长跑前先进行 5 ～ 10 分钟的慢跑，长跑后也不要马上停下来。

四、安全性原则

安全性原则要求锻炼者在体育锻炼的过程中保护好自己，做到安全第一。安全性原则的主要内容如下：

（1）在制定或实施锻炼计划前，一定要进行体检，得到医生的许可。如果患有某种疾病或有家族遗传病史，就需要找医生咨询，在有医务监督的条件下按照医生的建议进行锻炼。

（2）在有条件的情况下，请运动医学专家根据自身的体质健康状况开运动处方，它可以指导人们有目的、有计划地进行安全、科学的锻炼。

（3）每次锻炼前必须做好充分的准备活动，克服内脏器官的生理惰性，防止出现运动损伤。

（4）饭后、饥饿或疲劳时应暂缓锻炼；疾病初愈不宜进行较大强度的锻炼。

（5）每次锻炼后，要注意做好整理、放松活动。这有利于促进身体的恢复。

（6）在锻炼过程中不要大量饮水，以免加重心脏的负担或引起身体及肠胃的不适。运动后不宜立刻洗冷水澡。

第二章 体育美学与身体美学理论透视

"身体美学"是目前世界热点研究的一个新兴领域，其富含的理论价值对于在实践中开展正确的身体审美、体育美学的发展具有重要的促进意义。鉴于此，本章主要围绕体育美学、身体美学理论及其实现、体育教育中身体美学的理论以及体育教育中身体美学的价值与实践展开论述。

第一节 体育美学概述

体育美学是一门比较新兴的、边缘化的交叉性质的学科，它研究的主要内容有运动美、身体美、意志美。体育美学是能够展示体育美术方面的特征和规律的科学。体育美学研究的主要是体育有关的美学问题，涉及体育的动作美、形体美，还有体育精神美和不怕艰苦、努力奋斗的意志美。体育美学研究的对象是体育和审美之间的关系。中华民族上下五千年的发展过程中形成的具有民族特色和色彩的体育项目，是我国优秀的体育文化遗产。传统体育项目不仅有丰富的民族特点，而且对身体健康也非常有益处，还能为人们带来娱乐价值、教育价值和艺术价值。因此，应该增加对体育项目和体育美学之间关系的研究，这有助于增加我国民众对体育的了解，提高体育审美标准。在电视中看到艺术体操项目或者其他项目时，可以看到运动员身材的健美、动作的协调、健康的肌肉，在他们身上看到了艺术美和体育美，为视觉带来了极好的享受。此外，不同运动员之间的协调配合也彰显着人和人之间和谐的美好关系，是社会的文化美。体育项目和体育美学之间相辅相成，彰显出社会力量和社会价值。对我国体育认识的相关调查表明，我国人民对体育认识不足，因此应该加大研究体育项目和美学之间关系。

首先,对传统体育及其相关内容的研究。传统体育具有我国鲜明的民族特色,表现出浓重的民族色彩,经过长时间的发展,传统体育已经成为我国的一种文化形态,是我国体育的重要组成部分。我国的传统体育发展受到我国历史、社会的影响,无论是它的起源还是发展方向,都和社会相互联系相互融合,最终形成具有鲜明特色和浓重民族色彩的体育形式,传统体育的核心表征是个人情感,对个人的身体健康和运动发展有独特的作用[1]。

其次,对体育美学及其相关内容的研究。体育美学的主要研究对象是体育项目和体育美学之间的关系,研究时主要以人体的运动为目标,通过研究人体运动的形态美、意志美来展现体育的美学力量。人体运动本身就是传递美的过程,随着体育项目的发展,人类对体育美学的研究越来越精细化、顶尖化,对体育美学的研究也表明了现代体育具有鲜明的时代特点、技术特点、创新创造特点以及自我超越特点,与美学的结合更体现出了体育的艺术性。体育发展和体育美学研究的内容和研究的形式相互一致。

最后,对体育美学和体育项目之间关系的研究。从体育美学的角度观察体育运动,会发现体育运动呈现出了很多的体育美,如运动过程中的形体美、为了运动坚持不懈努力奋斗的精神美和运动过程中的运动美等。运动员通过运动将体育的美演绎到了极致。在研究体育项目和体育美学之间的关系时,应该把控好对体育本质的研究,因为体育本质决定了体育的发展特点和主要发展方向,也就是体育美的展现方向。

综上所述,应该加大对传统体育项目的研究力度,深度地开发传统体育项目,通过研究和开发可以促进传统体育项目快速发展,传统体育项目的研究和开发也是现代体育运动发展的基础,传统体育项目是现代体育运动项目发展的指导者。通过研究和开发可以将带有娱乐性的项目发展成竞争性项目,竞争的出现可以更加好地规划体育发展,能创造出更多的体育美。比如,对艺术体操进行动作规范化要求,可以更好地表达出身体的柔美。因此,加大对美学的研究和开发非常重要,既可以提高大众的审美水平,

---

[1] 焦现伟,朱会芳.浅谈传统体育与体育美学[J].体育科技文献通报,2018,26(05).

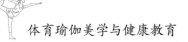

也能够提高大众参加体育项目和体育比赛的积极性。

第二节 身体美学理论及其实现

一、身体美学的理论

体育发展的目标是锻炼学生的身体，对身体进行有目的性、计划性、组织性的改变。身体是体育项目开展的出发点和最终效果的落脚点，是体育发展的基础，也是体现体育效果的载体。研究身体美学可以帮助学生更好地实现体育教学目标，从精神上和外在身体上进行体育美的结合。体育的发展是身心的双面发展，外在的身体技能训练可以帮助学生塑形，内在的体育美学研究可以帮助学生修心，从内到外实现身心的健康发展，因此可以说，体育的研究离不开身体美学的研究，体育的发展目标和发展理念都围绕身体进行，目的也是为了使学生成为更加完整的人，使身体更加自由。

（一）身体美学的价值体现

身体美学的价值主要表现在身体外在和身体内心两方面。

首先，身体外在方面。身体的外在方面指的是身体本身的美，包括形态美、姿态美、肌肉美、线条美、身材美等。身体是人们审美的落脚点，通过外在的形象表现为人们展现身体的形象美；身体是传递美的载体，为人们的审美提供更多的参考信息。身体和美之间相辅相成，美需要通过身体锻炼来塑造，同时身体也为体育美的展现提供了更为宽阔的空间。体育开展身体美学的教育至关重要，通过展现健康美丽的身体外形传递出更多的美学价值观念，身体美可以通过形态塑造、肌肉塑造、身材线条的塑造来表现，通过针对性训练可以让机体呈现出更好的美学状态。

其次，身体内在表现。体育的内心表现也就是体育精神的体现，身体美学不仅仅注重外在形态的改变，也注重体育内在精神的培养。体育是身心合一的运动形式，美学的精神和人格塑造也是体育美学塑造不可缺失的组成部分。体育身体美学的内在美主要表现在为了体育不断拼搏、克服困难、艰苦奋斗的意志美；积极向上、乐观进取的品德美；不断超越、不断挑战、不断提升的创造美。体育内在美学追求的是精神升华，在不断地锻炼和学习中将体育学生培养成积极、健康、阳光的体育人才，学生的学习不仅仅是掌握体育技能，而且要拥有优秀的道德品质、吃苦耐劳的拼搏精神和不断超越的创新创造精神。

身心合一是体育美学塑造的两种基本方式，也是体育美学价值的最终体现。外在身体的形体塑造和内在精神的培养对体育学生的成长至关重要，有利于提升学生整体能力。通过外在的身体塑造和内在的精神培养可以帮助学生感受到体育美学、身体美学的魅力，认识到美学的价值，最终实现对美的不断追求。通过对外在形体和内心精神的塑造来体现体育美学的美学价值。

体育身体美学在外在和内在两方面的体现说明了二者是相互发展、相互影响、相辅相成的关系。体育的外在形体塑造有利于培养体育内心美学精神，美学精神的培养也能够帮助学生更好地塑造外在形体，长期地培养内外身心可以促进提升学生体育能力，对于学生的审美兴趣、审美水平、审美实践都有良好的促进作用。也就是说，身体的内外兼修对体育美学的发展有利，美学的教育可以提高体育教学的效果。身体美学的存在价值是为体育的身体实践提供指导，体育从最初的身体理论研究到身体实践研究再到身体审美的研究，研究方向的变化也是体育对美学不断探究、不断践行的过程。

（二）身体美学的主要功能

1. 身体美学的感知功能

身体美学的感知功能主要有两个：一是感知外部刺激而产生的身体审美感觉，外部刺激形成的方式主要是通过和身体接触形成刺激；二是身体内部产生的审美感觉，身体内部的审美感觉的产生主要依赖于身体器官的良好运行。身体美学在进行感知时，不仅从身体表面获得感知，也从身体内部获得感知。身体的感知中身体并不是单纯的生物层面的身体，而是指有灵性、有感知力、真实活动的身体。身体可以从组织结构当中获得丰富的感知体验。身体的每一个组成部分都可以产生美学的感知，如眼睛、鼻子、耳朵、手、脚等。身体的内部组织结构可以进行外界刺激的感知，对身体美学的感知能力获得来讲，身体具有不可替代的作用。身体美学的感知功能主要关注的是身体对外界刺激的感知性能，如果身体的知觉不完整，那么会直接影响到身体的整体性，如果身体缺失了部分感知，那么身体感知的整体性就会缺失。身体美学包含了身体的感知，如果感知缺失，那么会对美学的整体发展产生不良的影响。身体感知的存在既帮助身体美学身心关系合一，也帮助身体培养了身体意识。

2. 身体美学的审美功能

身体美学的审美功能主要有两个：一是身体是审美的主体，二是身体是审美的客体。也就是说，身体既是审美的主体也是审美的客体，身体美学出发点是身体，最后的落脚点也是身体。当身体作为审美的主体参与审美获得时，能够获得非常多的审美形象；当身体是审美的对象时，身体又能够为审美提供大量的情操。身体是身体美学力量的来源，同时也为身体美学的发展提供了支持。美的产生来自人身体的主观感受和主观体验，是身体内部产生的愉悦感，也是人身体的不断探索。

人类能够感觉到美的存在是因为人的身体有感知的功能，可以通过眼睛、鼻子、耳朵去看、去闻和倾听。也就是说，如果没有了身体，那么将无法进行生命活动，因为有了身体的存在才衍生出了审美的存在。人们会鉴赏生活的美、情感的美、人形体的美、文化的美、艺术的美以及体育的美等，通过各种美的鉴赏，人们的审美水平有了质的提高。与此同时，人们对美的观赏不满足于外在形式，开始注意内心审美的需求。体育教育是身体塑造、身体训练的重要方式，因此体育教育过程中需要注意培养学生身体美学方面的能力。

3. 身体美学的实践功能

身体美学的实践功能是身体是人们认识世界改变世界的载体，通过身体，人们才能完成实践，人的思想意识和现实世界之间的联系就是身体，只有通过身体才能完成实践活。人的实践思想是与生俱来的，为了更好地在自然界中生存、躲避自然灾害，人类在远古时期就已经掌握了行走能力、跑步能力等生活必备能力。能力的获得有助于人类自身提高生活水平、创造温馨生活环境、提高生活的幸福指数，这一切的获得都需要通过身体去实践、去证明、去创造。所以说，身体是实践得以开展的根本，通过身体对实践的践行，人的内心会发生思想的转变，这就是身心合一，这也是身体美学开展实践的目的。体育的学习也是一样的，注重学生身体的实践，运动技巧的掌握需要通过身体去感受、去学习，通过身体的接触促进意识转变，达到身体和意识的有效融合。身体的实践可以带给人很多社会经验，为日后审美实践的开展打下了坚固的基础。

第三节　体育教育中身体美学的理论诠释

身体是一种寻觅世界的载体，是与世界交流的舞台。身体既是审美主体，又是审美的对象。美来自身体的表演和创造，一切美感也依靠身体去感悟、体会和了解。身体是体育教育的出发点和落脚点，是体育教育的物质载体、价值依托和评判内核。同样，身体亦是身体美学的出发点和落脚点，是身体美学的核心和价值所在。身体成为体育教育和身体美学的桥梁与纽带，而身体美则成为体育教育与身体美学行之所向。身体美学用理论去诠释身体美，体育教育用行动去践行身体美。身体美学如同一股新鲜的血液注入其中，为体育教育带来崭新的理论视角，引领着体育教育中身体萌发出新的生命力，开拓了身体审美实践的活动路径，激发了身体审美实践的参与兴趣，奠定了身体审美实践的主体地位，从而让身体在体育教育中收获美感、体验快乐、感受活力，实现真正意义上的人与身体的完美结合，并逐步走向人的全面发展。

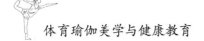

一、体育教育与健康环境的生命展现

（一）体育教学环境

1. 环境与体育教学环境

环境会对社会和个体的发展产生重要影响，环境包括自然环境、社会环境等，不同的环境对人的影响各不相同，教学环境作为环境的一种，是顺利开展教育活动的重要场所，是由多种不同要素构成的复杂系统。每个学科的教学环境都与其学科特点有着密切关联。体育教学环境作为教学环境之一，是一种较为特殊的人类生存环境，对人类身心健康的发展具有一定影响。在良好的体育教学环境中，教师能够更好地开展体育教学活动，学生也能够利用体育环境的优势，提高体育学习能力。体育教学环境是一种活动空间领域，具有复杂性和多样性，需要充分考虑各种客观条件。

体育学科与其他学科存在不同点，上课的场所是其中之一。体育教学活动的场所一般在室外，也有少数在室内，需要学生积极参与实践活动。体育学科需要各种相应的教育硬件设施，也是体育教学活动的必备条件。除此之外，体育教学环境还需要一定的学习氛围，需要有良好的师生关系、班风和校风等要素。因此，体育教学环境主要包括物质层面和人文层面的环境。对于前者，体育教学需要一定的场所，有助于学生开展体育活动，进行身体锻炼，还需要相应的体育设备器械；对于后者，主要针对人文方面的要素，教师需要积极营造良好的体育教学氛围，激发和调动学生的积极性和主动性，让学生能够自觉参与体育教学活动，教师则要科学合理地安排教学内容和时间。

综上所述，体育教学环境是影响体育教学活动范围和效果的各种环境因素的总称。

2. 体育教学环境的特性

体育教学环境在体育教学活动中具有重要意义，是体育教学活动必不可少的基础。与其他学科教学活动相比，体育教学环境对教学活动产生的影响更直接、更明显、更复杂，因为体育教学环境是师生进行教学活动的舞台，若缺失，师生的教与学就会失去依托，失去基本立足点。

从表面上看，体育教学环境是影响体育教学活动的外部因素，但实际上却以特有的影响力，维持、干预体育教学活动的进程，而且系统地影响体育教学活动的效果。体育教学环境之所以在体育教学活动中发挥着巨大作用，主要是由其特性决定的。

（1）可控性。体育教学环境能够随时随地被调控。在体育教学活动中，教师可依照不同的教学环境和教学活动需求及时调控教学环境，避免出现消极因素，让更多积极因素促进学生身心健康的发展，让体育教学环境为教学活动带来更多推动力。

（2）复杂性。体育教学环境有别于其他学科教学环境，影响体育教学环境的要素更多、更为复杂，主要是由于体育教学绝大多数是在室外更为开阔的空间里进行。空间的开放性决定教学环境的复杂性。体育教学不仅要受到各种硬件条件的影响，还受到地理条件、气候条件、师生关系、校园体育文化氛围等因素影响，决定了体育教学环境的复杂性。

（3）动态性。体育教学环境是按照一定的教学目标和需要，专门设计和组织起来的一种多维度、开放式、全天候的动态变化环境，这一特殊因素是经过一定的论证、选择、提炼和加工后产生的，因而比其他学科的教学环境更易集中、相一致，并且系统地发挥作用，对体育教学起着重要影响。

3. 体育教学环境的类型

体育教学环境是一个复杂的系统，系统内部各种因素相互制约、相互影响，都会在体育教学过程中产生相应影响。因此，对体育教学环境系统的划分必须正确，才能更好地探索体育教学系统，合理优化影响体育教学的环境因素，以实现其可持续发展。体育教学环境的分类，可依照不同的分类标准进行。

（1）按照存在形态分类。按存在形态可以将体育教学环境分为自然环境与社会环境。体育教学自然环境指与教学主体相互联系、相互制约、相互作用的一切自然条件，如高山、河流、草地、树木、阳光、空气，等等。这里所说的自然环境，并不是广阔无垠的自然界，而是指与体育教学产生相关性的自然环境。如高山、河流等对体育教学的内容、范围和效果产生直接影响。

社会环境指与体育教学主体相互联系、相互制约、相互作用的一切社会条件、社会现象、经济条件和人文条件。如体育教学过程中需要遵循的政策法规以及对体育教学过程产生影响的社会体育氛围，等等。

（2）按照性质分类。可将体育教学环境分为硬环境与软环境。硬环境又称物质环境，指对体育教学过程发展产生影响的物质要素的总和。硬环境包括三大要素：①体育实物性要素，如体育场馆、体育设施、体育器材等；②体育组织性要素，如班级、俱乐部、兴趣小组、体育社团等；③体育可物化要素，如体育教学经费等。

软环境是对体育教学过程发展产生影响的精神要素的综合。软环境包括人文环境、制度环境、政策环境，等等，同样包括三大要素：①制度文化要素，如体育教学要遵循的基本文件（以前的教学大纲，现在的新课标）；②思想观念要素，如教师的专业素养、学生对体育的价值认识等；③心理要素，如师生关系、人际交往方式等。

（3）按照教学影响方式不同分类。根据对体育教学影响方式的不同，体育教学环境可分为内环境和外环境。内环境是对体育教学主体产生直接作用的环境因素，如教学内容（教材）、教师与学生、场地器材等，都是制约体育教学发展的内在因素。

外环境是对体育教学主体产生间接影响的各种因素，这些因素是体育教学发展的外部条件。外环境涉及的范围较广泛，如地理自然条件、天气气候、社会体育氛围等。外环境对内环境具有一定的影响作用；反之，内环境对外环境也具有一定的影响。

（4）按照教学空间范围大小分类。按照体育教学空间范围大小，可分为宏观、中观和微观体育教学环境。

宏观体育教学环境指在体育教学活动操作过程中，主、客体所处范围空间对体育教学活动产生影响的环境因素。这里所说的体育教学活动范围空间，可以是整个国家、省、地区或学校教育所在地等。一般情况下，宏观体育教学环境多指全国的体育教学环境或整个社会体育教学环境。

中观体育教学环境指在体育教学运作过程中，主、客体所处范围相对较大的空间内对体育教学产生影响的各种环境因素。中观体育教学环境较宏观教学环境的空间范围小，但比微观体育教学环境的空间分布大。一般情况下，中观体育教学环境多指某一个教学单位内的体育教学环境。

微观体育教学环境指体育教学过程中，主、客体范围相对较小的空间内对体育教学产生影响的各种因素的总和。微观体育教学环境是相对于宏观、中观体育教学环境而言。这里，微观体育教学环境多指班级课堂的体育教学环境。

（5）按照教学环境的表现方式分类。按照体育教学环境的表现方式，将体育教学环境分为显性与隐形体育教学环境。

显性体育教学环境主要是以物质形态呈现的环境要素，指看得见、摸得着的，在体育教学过程中出现的场地、器材、设备、运动项目、自然和社会中用于教学的实物等。

隐形体育环境主要指精神和意识层面的、看不见也摸不着的环境。虽然隐形体育环境隐含在体育教学过程中，但是对体育教学产生重要影响，甚至直接影响体育教学效果。如师生之间的关系、班级学习氛围、校园体育文化气氛，等等，都会对体育教学产生潜移默化的作用。

综上所述，根据分类标准的不同，可以将体育教学环境分为不同种类。在这些分类中，种类与种类间并没有明显界限，某一种分类内容可能包含另一种分类内容，这些内容对体育教学环境的分类整理，对于促使体育教学科学化、系统化具有重要意义。

4. 体育教学环境管理

体育教学环境绝大多数是人工环境。涉及人工环境必然会牵涉到人工投入与产出之间的问题。如何达到投入与产出最优化，则需要涉及体育教学环境的管理。

（1）体育教学环境管理的特性。根据体育教学环境管理的内容、性质以及主客体等方面，体育教学环境管理具有以下特性：

①体育教学环境管理的双重性。体育教学环境管理的双重性是指体育教学环境管理的自然属性和社会属性。双重性是从一般管理的特点引申而来。体育教学环境管理的自然属性指具有严格的科学性，要求体育教学环境管理过程中必须严格遵循体育教学环境作用的客观规律。鉴于体育教学管理客体的多质性，还必须借鉴其他学科的管理理论、方法与经验。

体育教学环境管理的社会属性，首先指与社会制度、社会经济、社会文化科学技术等方面紧密联系，具有一定的社会属性；其次，体育教学是一种特殊的人类教学活动，这种教学活动的存在与发展，和社会发展紧密相连。

②体育教学环境管理的多质性。体育教学环境管理的多质性是指管理对象的多质性。这是因为，首先，构成体育教学环境的因素有很多，而这些因素中，各因素间性质各不相同；其次，体育教学环境管理属于多层异质管理，体育教学环境管理的主体和客体都不是唯一的，体育教学环境管理的主、客体之间的关系和管理的任务及方法各不相同。

③体育教学环境管理的综合性。体育教学环境本身包含了多种要素，使得体育教学环境管理是一个包含多种管理要素，各要素之间相互制约的多结构、多层次的复杂过程。体育教学环境管理的综合性决定体育教学环境管理在理论形态上既属于体育教学论，也属于管理学范畴。现代兴起的控制论、信息论以及系统论等观点，对体育教学环境管理具有重要的指导意义。

（2）体育教学环境管理的本质。管理从广义上来说，是指在一定环境和背景下，对组织拥有的所有资源进行合理计划、组织、领导和控制的活动，是一种有价值的工具，主要针对个体或者组织所进行的工作。在管理活动中，管理者是活动过程的指挥者和引导者，主要是激发和释放人们的潜能，进而创造最大的价值。管理的任务是设计和维持一种环境，让人们能够在一定的环境中用尽可能少的投入获得最大的效用，实现目标。

①管理是一种有针对性的活动。管理活动的开展主要是为了实现既定目标，管理的整个过程都是为了实现目标而进行，因此管理有一定的目的性，根本上是为了实现组织的目标。管理活动是一种有意识和目的性的活动，参与管理过程的所有人员采取的行为都是管理活动的一部分。

作为一种有组织的活动，管理活动与组织有着密切联系，是组织发展的关键，是组织开展活动必不可少的要素。管理活动具有明确的目的性和普遍性，也反映出一定的阶级性和时代性。为了实现某个特定目标，管理者会有意识地开展活动，在管理过程中，不同的管理环节之间相辅相成，都是为了实现管理目标。所以，管理是有目的的过程。

②管理活动必须有人的参与。管理者是管理活动的指挥者和领导者，

而管理对象是管理活动的承受者。在管理过程中，管理对象包括人、物、资金、信息、时间、关系等各方面资源，管理者通过对各类资源进行合理规划和使用，开展管理活动，以实现管理目标。然而，管理资源并不是现成的，很多资源需要管理者进行开发，按照一定程序，通过运用各种管理职能，发挥各项职能作用，积极开发和利用组织所能利用的各种资源，无论是物化资源还是非物化资源。为了发挥各种管理资源的最大效用，管理者必须采取正确的措施，通过科学有效的管理，才能在发挥管理职能作用基础上，更好地完成管理任务，实现组织的目标。

③管理活动是组织的必要条件。管理活动的开展需要有一定的管理环境，也是组织生存和发展的重要基础，主要包括外部环境和内部环境。管理环境是否良好，能够影响组织绩效，任何组织都需要在一定的环境中从事活动，管理环境的特点对管理活动的内容和开展有着重要影响，管理的内容、方式、结构等都需要根据管理环境进行一定调整。

管理环境是组织之外客观存在的各种影响因素的总和，不以组织的意志为转移，是组织管理活动的重要影响因素，不同的管理环境会对组织产生不同影响。在社会环境中，组织面临许多发展情境，组织活动的开展必须以客观的社会环境为基础。社会环境能够促进组织发展，也能够在一定程度上对组织的发展起制约作用。所以，管理活动的开展必须对管理环境进行研究分析，要适应环境的发展变化，掌握发展规律。除此以外，管理活动的内容也是重要部分，主要是通过计划、组织等各项管理职能开展管理活动的动态过程。

根据管理的含义，体育教学环境管理指教学单位为最大限度地发挥体育教学环境效应，充分挖掘体育教学环境潜能，实现体育教学目标，而对体育教学环境进行计划、组织、指挥、控制、协调等一系列活动的总称。

（3）体育教学环境管理的职能。一般来说，体育教学环境管理的职能具体有计划、组织、指挥、控制与协调。

①计划职能。计划指工作或行动之前预先拟定的具体内容和步骤。计划职能是通过周密的调查研究预测未来，确立目标和方针，制定和选择行动方案，综合平衡，做出决策。计划内容反映出管理目标的各项指标，又规定着实现目标的方法、手段和途径。计划的主体是人，是人完成任务、

进行各项活动的依据。

在体育教学中如何实现体育教学环境管理的计划职能，主要表现在三个方面：其一，从宏观上，教师根据教学单位、职能部门的相关政策、法规以及整体发展步骤，确立一个切实合理的目标，然后根据目标相互协调、配合，将近期目标与长期目标结合起来。其二，根据系统目标，处理整体发展与局部改造之间的关系，在整体上实现横向与纵向统筹兼顾。其三，微观上，教师根据教学目标的具体要求，预先合理利用环境为体育教学所用，并且做到对体育教学环境的管理与利用切实可行。

②组织职能。组织职能是把管理要素按教学目标的要求结合成一个整体，使之为体育教学服务。体育教学环境管理中的组织职能的实现，依赖于两个方面：其一，在宏观上，根据管理目标，合理设置机构，建立管理体制，确定各个管理职能的具体职责，合理选择和配备管理人员，建立一个系统有效的管理；其二，在体育教学目标统领下，根据每个时期体育教学目标的要求，合理组织人力、物力、财力，保证整个体育教学环境为体育教学服务，从而获得最佳的体育教学效果。

③指挥职能。指挥职能是运用体育教学环境功能，按照教学目标要求，把各方面的任务统领起来，形成体育教学的有效整体。体育教学环境是根据教学目标设置运用的各种因素的结合。这种结合不是随意地结合，也不是杂乱无章地结合，而是根据教学目标来设置，要为教学目标服务；反之，对体育教学有指挥、调控的职能。体育教学不能脱离体育教学环境，而是应该根据体育教学环境，为体育教学目标服务。

④控制职能。体育教学环境管理中的控制职能，指针对体育教学情况进行监督和检查，及时发现问题，采取干预措施，纠正偏差，以保证体育教学目标的顺利实现。体育教学目标依赖于体育教学环境，而体育实现体育教学目标的环境在整个体育教学环境中是有限的，一旦超出体育教学环境，体育教学目标将扩大、延伸，这种扩大、延伸的体育教学目标与预先制定的体育教学目标是相悖的。所以，需要根据体育教学环境的本身功能，为体育教学目标服务。一旦发现问题，及时采取有效措施进行纠正。

⑤协调职能。体育教学环境管理还具有协调职能，是体育教学环境管理过程中带有综合性和整体性的一种职能。其目的在于保持体育教学环境

本身所具备的功能与优势，以确保体育教学目标的完成。体育教学环境的管理是一个系统的工程，其中涉及许多相关职能部门，各部门相互协调好各种关系，才能创造出合理、优化的体育教学环境。

体育教学环境管理中的协调职能还指在具体的体育教学目标实现中，体育教学环境是实现体育教学目标的依托，是体育教学目标实现不可或缺的因素。在实现体育教学目标过程中，体育教学环境管理是协同教学、协调学生共同完成具体的体育教学目标。

（二）体育教学健康环境的设计与优化

体育教学的空间和取得的效果，都会受到体育教学环境的影响。因此，在体育教学论中，如何让体育教学环境因素帮助体育实现教学，是一个值得研究的课题。

1. 体育教学健康环境的设计

体育教学健康环境的设计是营造良好学习氛围的重要基础，教学环境不仅要结合体育学科的特点进行科学设计，也需要考虑学生的心理和个性因素。健康教学环境设计的原则主要有以下方面：

（1）教育化原则。教学环境的设计是为了给学生提供良好的学习环境，提高教学质量，因此教学环境的设计必须遵循教育化原则。学校是教学的主要场所，也是教学环境设计的对象，教学环境是有限的，因此在设计教学环境过程中，要合理规划，将学校每个角落都合理地利用起来，成为教育场所，让学生在学校的各个角落都能够感受到学习氛围。同时，教学环境能够在潜移默化中发挥一定教育功能，也会影响课堂的教学气氛。因此，良好的教学环境会激发学生学习的热情。

（2）自然化原则。教学环境除了需要考虑教学功能以外，还要考虑学生的心理活动和个性特征。在当代，学生对大自然的了解，大部分局限于书本知识，为了让学生更加贴近大自然，教学环境在设计时需要融入自然景观元素，让学生能够在学习之余感受大自然，学会爱护大自然，也有利于学生的身体和心理健康。

（3）人性化原则。教学环境设计的目的是让学生有一个良好的学习环境，因此需要从学生的角度来考虑，遵循人性化原则，满足学生要求，

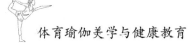

打造让学生感到舒适的教学环境。

（4）社区化原则。校园是一个大的集体，是学生学习和生活的主要场所，是社区系统的重要部分，所以学校与社区环境密切相关，社区的发展也会对教学环境产生一定影响。学校教育与社区环境的脱离，不利于双方发展，学校教学设施不能孤立于周围的社区环境，学校服务的对象也不仅是在校学生，而应该是社区中的所有公民。所以，学校与社区要相互配合，共享资源，学校为社区提供一定服务，教学环境的设计需要考虑当地的社区环境，而社区需要为学生提供相应的帮助，社区环境的营造也需要考虑教育功能。因此，学校与社区之间应加强联系与互动，共同发展。

（5）整体化与协调化原则。教学环境对教学效果有重要影响。不同的教学环境对学生学习的积极性有不同影响，教学环境的设计需要充分考虑教学活动所涉及的各个方面，对此需要遵循整体化和协调化原则，要有全局性的观念。在教学环境设计中，学校和教师是决策的主体，学校领导和教师要从教学的各个方面进行分析和规划，考虑各种影响因素，使各个因素能够相互协调，共同构成良好的教学环境。

影响教学环境设计的因素，有人为的，也有非人为的；有的是无形的，有的是有形的；有主观的，也有客观的。为了科学合理地设计教学环境，学校的领导和教师需要做到全面调控，从学生的生活、学习等方面进行分析，如学生与学生之间和师生之间的人际关系、学习环境、教室构造、班风和校风等，在教学环境设计过程中整体考虑这些因素，并合理地设计，只有当这些因素协调一致时，教学环境才能发挥积极作用。

2. 体育教学健康环境的优化

（1）体育教学场地设施环境优化。体育教学活动要依靠相关的设施才能更好地展开，体育教学环境包含体育教学设施因素，教师、体育场馆、运动器材和操场等都属于体育教学设施，这些设施在一定程度上影响体育教学，而体育教学环境也必须包括体育教学设施。体育教学活动选择的内容和达到的水平都会受到教学设施的影响，教师和学生也会对教学设施的外观和特征产生不同感觉。例如，体育场馆的灯光、造型、颜色和布置等，都会在一定程度上影响教学的质量和成果。

①合理布置体育场地与器材。体育教学设施的合理配置既会促进学生

身体和心理的发展，也有利于教学，会对体育教学产生推动作用，让学生从生理和心理上易于接受，从而提高学生锻炼的兴趣，增强体质，让学生逐渐向终身体育锻炼靠拢。例如，场地器材的陈设是学生在体育课上最先看到的，如果场地整洁干净、设备齐全、环境优美有序、场地线条清楚而不杂乱，会让学生迫不及待地尝试运动器材，提升学生学习的积极性；如果场地杂乱无章、各种设施不够整洁，会让学生从心理上产生抗拒，失去锻炼的兴趣。除此之外，体育器材在长时间的使用后会有不同程度的老化或磨损，还会有螺丝松动等情况出现，这些都是潜在的安全隐患。还有些运动场地不注意维护，出现地面不平整的现象，学生在运动过程中很容易出现肌肉韧带拉伤等情况。因此，学校要优化和完善场地和器材，定期检查和保养设备，教师也应在课前认真检查相关的体育器材，做到有备无患，保证学生的安全。

②充分完善体育场地设施环境。不仅要充分完善场地条件，还要考虑到采光、照明和声音等场地设施条件。室内场馆在很多时候是体育课的主场地，理论课程基本都是选择在室内。因此，体育教学活动也会受到教室内部和场馆内部采光等因素影响。如果光线昏暗，学生无法看清黑板上的板书和书上的文字，会直接影响知识的学习，也会对排球、乒乓球等球类运动的路线识别不清。如果光线过于强烈，会造成球台反光现象，使学生在视觉上产生强烈刺激，无法达到应有的教学效果。

此外，安静的环境更有利于体育教学活动的展开。特别要注意防止噪音带来的干扰，噪音环境会让教学效果大打折扣，学生在充满噪音的环境中也会无法集中注意力，产生疲劳，失去稳定的情绪。体育课在大多数情况下都是室外课，噪音并不能完全被隔离，对此学校应该将体育教学环境变得更好，让教学尽可能地不受噪音干扰。

③创设体育场地设施色调环境。在体育教学活动中，周围环境的色调也会带来影响。通常情况下，心理和情感会受到各种色彩影响，大脑看见红色和深黄色时容易感到兴奋，看见浅绿色和浅蓝色时感到和谐，可以放松大脑。相比于冷色，暖色在体育教学活动中更容易让运功者感到兴奋。例如，双杠运动，掉漆或本色的双杠明显没有浅色漆或木纹漆的双杠受欢迎。体育设施的颜色与学生衣服的颜色也会在一定程度上影响教学效果。

（2）体育教学人文环境优化。在体育教学中，人文环境的构成包括体育教学过程中人的方方面面。下面着重讨论体育教学人文环境的两个方面：一是体育教学组织环境，二是体育教学心理环境。

①体育教学组织环境的构成与创设。

第一，组织环境的构成。此处组织环境指教风、校风、学风、班风等，对体育教学活动有着重要的指导意义。具体来说是将学校看作一个完整的社会组织群体，学校内部的系部和班级是次级群体，学校由不同的组织构成，任何群体都可以将自己独特的心理活动和思想面貌展现在活动中。构成体育组织环境的要素之一是班级规模，不仅对学生的体育情感和学习动机产生影响，也会对学生学业成绩和体育教学活动产生影响。

校风是一种有代表性的思想行为作风，全校师生都需要熟知并牢记，所起到的激励作用是内在的、隐性的。校风是学校内部产生的一种社会风气，属于一种集体性行为。校风属于环境因素，但不是有形的，可以在不知不觉间对体育教学活动产生一定影响。

成员在班级内部经过长时间交往所产生的相同心理倾向就是班风。班风是情感的共鸣，在形成之后，学生会以班级目标为己任，将自己的目标与班级目标相统一，并为之努力。校风是班风的基础，勤奋刻苦、热爱劳动、热爱班级、尊师爱友、遵守纪律、团结同学和讲究卫生等都是良好的班风。

学校的体育教风既可以影响学生的体育能力，也可以影响学生的体育意识。感化、陶冶、促进、暗示和启发等育人机制，可以让教风在不知不觉中促进学生在体育意识和能力方面的进步。

集体舆论可在积极乐观的学风下向着更好的方面发展，学生的情感、行为和认识也会受到鼓励、陶冶和感染，但集体中的成员会在不健康的风气下精神散漫，失去对体育学习的积极性，使教学失去应有效果，对课后锻炼产生懒惰心理，不会主动参与学校组织的任何活动。

第二，体育组织环境的创设。灵活编排组合队形模式。在课堂活动中，教师和学生会受到队列编排的影响。以信息交流为例，在体育教学中，队形的编排不仅会对信息交流的范围产生影响，也会对交流的方式产生影响。室外课，体育基本采用横排队形，教师直接面对学生，此种单向信息传递模式有利于教师将信息传递给学生。双向信息传递模式是单向信息传递模式的进阶版，虽然让信息在师生之间得到良好传递，却让信息在学生和学生之间的交流受到阻碍，不利于学生交往。

若学校内的整体气氛是温暖、积极、文明、向上的，有利于的学生个人成长，让学生养成积极向上、勤勉好学的习惯，这样的校风无论是对学生的成绩还是性格塑造都有积极意义。良好的体育校风除了促进师生勤勉以外，还有助于改变师生思想意识，使学生养成自主锻炼的体育意识，并形成良好的体育习惯。

②体育教学心理环境，高校体育教学是否成功，除了体育教师的资历、学生自身的身体素质等客观因素之外，心理环境也是影响教学成功的一大因素。基于此，现通过校园体育文化氛围、师生关系等方面，阐述心理环境对高校体育教学的深远影响。

第一，高校体育文化。文化最初起源于社会文明的发展和人类自身经济水平的提升，又是民族文明的象征，校园体育文化也是如此。文化冲击是把双刃剑，有积极、健康的影响，也有负面的影响，学生受到负面文化的侵蚀后，会出现消极的思想情绪。此外，高校的体育教学中也存在一些不利因素，比如过度强调自我发展，忽视集体主义。为此，要改善现有的文化环境，高校的高层管理人员和体育教师必须做好模范带头作用，为学生树立正确的思想意识，并引导、启发学生，摒弃不良思想，学习先进的思想文化。

校园体育文化是一个大融合的开放系统，同时接受校园文化和社会文化。学校在体育教学中应向学生灌输正确的体育思想意识，扩展学生的体育视野，为良好的体育文化氛围奠定基础。

第二，课堂气氛。体育课程气氛又称为心理气氛，主要是学生在课堂上的情绪反馈。课堂气氛是由师生之间互动产生的。课堂气氛包括很多因素，比如人为因素（师生关系）、物理因素（课堂环境）、心理因素（学生上课的情绪波动）等。课堂气氛是诸多因素共同作用的结果。因此，要营造一个良好的课堂气氛，需要教师和学生共同努力。

高校体育教学中，教师是主导因素，把控学生的学习进度和知识获取量，对带动课堂气氛至关重要。教师在课堂教学中，首先，为学生营造一种良好的学习氛围，积极调动学生的主观能动性，站在学生的角度思考问

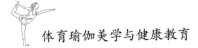

题，鼓励学生提出异议；针对学生的反馈情况，及时调整教学计划。课堂中自由讨论环节，要充分尊重学生，重视学生集体讨论的结果，为学生营造一种良好的教学氛围。其次，体育教学是一个灵活的课程教学活动，教师在课堂上多活跃，学生就会报以多大的热情反馈。最后，体育教师要有稳定的情绪或者能控制自己的情绪，这是营造课堂气氛的重要前提。保加利亚心理学家洛扎诺夫认为，学生会因为教师自身的威信而信任、崇拜、尊敬，一旦从心里接受，学生会不自觉地簇拥教师，上课时也会更加积极主动。

第三，人际关系。高校体育教学中的人际关系，除了师生关系之外，还有教师与教师、学生与学生之间的人际关系。错综复杂的人际关系交织在一起，构成体育教学的人际环境。人际环境的存在，不仅对学生产生情绪波动，也会给教师造成影响，进而影响体育教学的整体成果。因此，体育教学中，要处理好不同的人际关系，才能塑造一个良好的课堂氛围，保障教学质量。

（3）体育教学自然环境优化。

①自然环境对体育教学的影响。空气、阳光、高山、海洋、树木、花朵、雨雪等都属于自然环境，体育教学活动会受到这些因素带来的影响。因此，室内体育教学要保证空气流通。如果运动所处的环境非常炎热而且空气流通不畅，会出现疲劳感加重、心率加快、呼吸加快和耐力差等现象，导致学生失去学习兴趣，将对体育教学产生负面影响。

②改善自然环境使其为体育教学所用。通常情况下，自然环境会因为所处的不同地区而产生差异性，学校所处的自然环境不同，优势和特点也不相同，学校可将这些优势作用发挥到最大，以弥补和减少自然环境中的缺陷，从而改变体育教学环境。例如，北方冬季冰雪较大，体育教学可以选择冰上或雪上运动；山区学校没有较大的平地面积，可以选择越野或登山运动；学校靠近海边或湖边，体育运动可以增加水上项目。

要致力于改善体育教学的自然环境，增加室内场馆和风雨操场，减少体育教学在高温和风雨下产生的影响。同时，注意保护体育场地所处的环境，尽可能多地栽种树木和铺设草地。绿色植物在改善体育场地空气质量、吸收有害物质的同时，还可以遮挡住炙热的阳光，在一定程度上减少噪音污染。当教师和学生处在这样的自然环境中时，会心生愉悦，感到心旷神怡。

体育教学所选的内容和方法并不是一成不变的，教师可依照不同的自然环境进行灵活挑选。例如，在寒冷的冬季，教师可相应地降低运动难度，灵活选择运动方式。对此，要始终坚持以学生为中心，不追求在极致环境中进行体育锻炼，让学生从心里爱上体育锻炼，并始终在学习过程中保持愉悦的心情。

二、身体美学与体育教育的行之所向

（一）身体美学的追求所在

美是人之身体的感知和感受。身体美学致力于改良和培育身体，使之有更好的身体体验和感知，从而形成以身体美塑造、欣赏和展现为中心的审美实践。一切美的事物都依托于富有灵性的身体去体验、领悟和感知，而身体美学所存在的意义正是在于帮助身体更好地去体验、领悟和感知。身体美学在探索美的道路上不断尝试，试图寻找某种合理的身体训练方法让人（主体）获得各种各样的体验感。身体美学以身体为审美主体，它试图通过培养身体意识，提高身体的自我意识与自我监控，及时纠正不良习惯对身体造成的损害，同时培养正确协作运用身体的能力，激发身体潜在力量。换言之，身体美学唯一的宗旨就是造福于身体，使身体朝着更加自由、健美、活力的方向发展[1]。

（二）体育教育的价值所在

美源自人的身体之力。力与美的结合恰是体育最好的表达方式，外显有力，内收至美。身体之力无外乎体现为两种表达形式：一种是外在的力，另一种则是内在的力。奔跑的身影、健美的身躯、矫健的步伐、健硕的肌肉，这些无不彰显着身体迸发出外在的力量之美。而体育教育却是这些力量得以培育的最好场所，通过各种身体活动和体育锻炼手段，对身体进行

---

[1]　李丽君. 体育教育中身体美学的理论分析 [D]. 南昌：江西师范大学，2018：42-83.

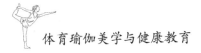

有目的、有计划、有组织的探索和改善，帮助学生更好地认识自己的身体，并能利用所掌握的知识来不断地改造自己，促进真正意义上力与美的完美结合。身体的内在之力，体现于意志品质的磨砺之中。

（三）身体美学与体育教育的共同使命

美是身体的表演和创造。身体美学与体育教育之间所关注的重点都在于如何改良和培育身体，使之朝着更加自由、向上、健康的方向发展，从而成为塑造美的源泉和动力。身体美学以身体为审美主体，它试图通过身体意识的培养，以某些体育项目作为身体训练内容去改良和培育身体，使之能拥有完善的身体体验，并纠正不良习惯所带来的陋习，最终达到塑造身体美的目的。只有切身身体体验后，才会到达身体最终的愉悦，亦是身体美至高的升华。体育教育不但教会学生学会体育锻炼，更重要的是教会学生在体育活动中正确运用自己的身体。

在学习的过程中，学生会不断地发现美存在于运动的每个细微之处，不论是田径场上矫健的身姿，还是足球场上凌空射门的脚法，都孕育着身体之美。身体美学与体育教育如同雕塑家，一笔笔镌刻出身体最美的画面，共同在改良和培育身体的道路上砥砺前行，一起谱写塑造身体之美的新篇章。

第四节　体育教育中身体美学的价值与实践

一、体育教育中身体美学的价值

（一）身体美是体育教育的立论根基

教育是旨在提高人的综合素养的实践活动，伴随着人类社会的产生而产生，随着社会的发展而发展，与人类社会共始终。其过程对人的影响持久而深刻，具体来说主要表现在内外两方面，即外搭建现实存在的物质世界，内搭建心理活动的精神世界。体育教育作为教育活动的重要组成部分，旨在培养社会主义现代化建设的综合型、创新型、高素质人才，不仅侧重通过各种类型的体育实践活动增强学生体能，锻炼学生体魄，改善学生身体外在形态，更倾向于体育精神对学生的精神境界、思想道德、价值观念等产生的内在影响。人是一个身心同步发展、共同进步的综合体，脱离开身体发展谈心理架构，或者脱离心理架构谈身体发展都是片面的。身体是体育知识和体育技能得以开展的重要载体，更是弘扬体育精神的重要途径，体育教育兼顾人的身体技能强化和心理健康发展，以育人为本为教学理念，以塑造人格健全、身体健康的人为最终目标，从而实现塑造社会主义建设有用人才的目的。

（二）实践美是体育教育完善行为的诉求

体育教育是教育的组成部分，是通过身体活动和其他一些辅助性手段进行有目的、有计划、有组织的教育构成，以课堂教学或专门性辅导为主要形式，以被动学习转化成主动探究为主要过程，通过"体"与"育"的结合来实现体育教学的实践性和思想性。体育教育是一个完整的体系，基本特征是明显的教育性、教学性和实践性。只有经过实践检验得出的体育知识、身体技能、训练方法和精神素养，才能带给学习者心灵上的满足和情感上的共鸣。

身体美学多源于身体训练的实践活动，核心是培养身体意识，也就是通过培养身体意识实现培训和改良身体形态的目的。与传统的意识美学注重理论层面的讨论不同，身体美学将理论与实践有机结合，实现了终极之美的审美追求。在体育教育与实践过程中，体育教育的情感美通过学习与锻炼过程的辛苦汗水得以浇灌，体育教育的完满美通过课外活动中的高涨热情得以迸发，体育教育的意志美通过体育竞技比赛中的坚持不懈得以诠释，这都是体育教育实践美的现实展现。

费尔巴哈曾说："理论所不能解决的疑难，实践会帮你解决。"在体育教育过程中，实践对体育教育的重要影响主要体现在三方面：

首先，对于学生而言，有利于培养学生在实践中自主探究理论知识和体育技能的意识，促进学生养成自强不息、艰苦奋斗、迎难而上的体育精神；

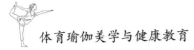

其次，对于教师而言，有利于教师改革教学方式，创新教学方法，提升教师教书育人的职业素养；

最后，对于学校而言，有利于学校深化体育教学改革，践行以人为本的人文主义精神。

（三）情感美是体育教育输出情感的体验

情感美是一种健康高尚的肯定性情感，在快感与实用感的基础上升华、形成，摆脱了各种狭隘的生理需要和实用需要的人类高级情感状态。在体育教学中，体育项目是"雕刻"身体肌肉和形态曲线，是自然而健康的重要途径，而体育教育是使体育项目发挥最大、效果最优的重要指导。它不仅可以让学生清晰地认识到自己身体的现实情况，并运用所学到的体育知识和体育技能实现塑造身体美感和艺术性的目的，同时可以让学生在体育学习的过程中磨砺意志品质，实现身体与精神的完美结合。"身体"是任何体育项目开展的前提条件，同时也是感悟体育精神的重要途径，只有做到"身"与"体"的有机结合，才能依靠获得的大量生活经验去完成审美实践活动。

在运动项目学习初级阶段，学习者可以概括性地对运动项目有所认知，并且能够完成基本的技术动作，也就是描述运动技能的"会"。但这一阶段，学习者的"身""心"处于分离阶段，个体不能自由支配身体。到了运动项目学习中级阶段，经过长时间的摸索、学习与实践之后，大脑皮质的活动由泛化走向分化阶段，不协调和错误动作逐渐减少，身体的条件反射功能趋于稳定，能够将分散、零碎的单独动作串联成连贯性的整套动作体系；进入运动技术自动化阶段，学习者可以基于"身"与"心"的完美结合，在很好地完成体育动作的同时，去感悟运动美。在体育学习的整个过程中，个体实现了由身体自由到精神自由的升华，经过不断尝试、摸索和实践，积累了大量的身体经验，人的和谐精神境界通过体育表现出来，形成了蕴含着人的理性精神的美。

二、体育教育中身体美学的实践

身体美学是一个抽象的概念，既可以指人体的自然属性，即人的外貌、形体等，也可以指人的内在美。不管从哪个层面来讲，美都是一种能让人赏心悦目、心生欢喜的存在。在体育教学中融入身体美学概念，实现了人的内在美和外在美的有机统一，丰富了体育教学内容，让学生不仅获得了美的感受，也提升了欣赏美的能力。

（一）体育理念倡导动态美

体育教育理念是人们对体育教育的理解、认识和态度，是教师开展体育教学工作的基本准则，是体育教学工作所要达到的目标，是体育教学改革的努力方向，也是与体育精神融会贯通、互相融合的价值观念体现。体育教学理念的正确性、科学性、前沿性、完善性直接关系着体育教学成果好坏，更是影响学生体育学习成果、体育精神培养、价值观念养成的重要环节。"健康第一"一直是体育教学工作开展的首要考虑，与身体美学所倡导的培育和呵护人体的核心思想相通，都是强调将身体健康和心理健康作为中心和指导思想，在寻求形体美和身体健康的前提下，实现个体精神世界和心理世界的架构，以身体美带动心理美，实现动态发展中的健康美。

（二）体育目标融合动态美

理解体育教学的目标可以从两个角度来看，首先从短期来看，体育教学的目标在于培养完全意义上的健康人，即既锻炼人的身体，又锻炼人的意志品质；从长远的角度来看，体育教学的目标在于培养人的体育精神，即顽强拼搏、公平公正、自强不息的奋斗精神。美是一个抽象概念，属于意识形态范畴，身体之美通过个体协调发展情况得以体现，而身体之美主要表现为身体健康、体态完整，是个体协调发展所预期达到的理想结果。最理想的美就是以生命的个体发展为基础，逐步在个体、自然、社会等多个领域得到验证和渗透的美，也就是个体、自然、社会、集体等协调存在和发展的美。在体育教学目标中融入动态美，就是在教学的各个阶段，融入美的概念，设立阶梯目标体系，培育身体美、情感美、技术美和运动美，

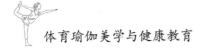

让学生在体育学习过程中，通过美感的培养，能够发现美、创造美。

阶梯目标体系将体育教学中对美的运用和融合看作一个动态发展的过程，也就是在体育教学过程中融合了动态美的概念。而在实际教学过程中，体育教育和美本身就是一个相互影响的过程，美的内涵在体育教育过程中得到丰富和完善，同时，体育教育也在这个过程中实现了美感的蜕变。对于学生而言，既学习到了体育理论知识和体育技能，又获得了审美上的享受，提高了审美能力。美育和体育本是教育的两个不同部分，将美融入体育教学过程，达到了相互促进、共同发展的目的。

第三章 体育瑜伽及其健康关系

瑜伽历经亘古岁月的演变与流传，在现代社会因其自身固有的价值和魅力而风靡于世界，成为深受大众喜爱的健身项目之一。本章主要围绕瑜伽的诞生与发展、瑜伽的特征与分类、瑜伽的科学理论基础以及瑜伽与健康的关系思辨展开论述。

第一节 瑜伽的诞生与发展

一、瑜伽的诞生

瑜伽起源于印度，发源于印度北部的喜马拉雅山脉，距今已有五千多年历史。初期的瑜伽行者都是智者，无论冬夏寒暑，常年在冰雪覆盖的喜马拉雅山脚下向大自然挑战。古代印度人在大自然中发现动物和植物的生命力非常强，自愈及自治能力也非常强，于是他们仔细观察动物如何适应自然的生活，如何实施有效呼吸、摄取食物、排泄、休息、睡眠以及克服疾病等。根据这些资料，结合人类的身体结构、各个系统，解析精神如何左右健康，研究出控制方法，创立了多个瑜伽姿势。随着时间的推移，这些动作逐渐演变与精炼，至今保存下的仅有几百个，更适合于生活节奏日益加快的现代人。瑜伽的目的在于使身体、心灵和自然和谐统一，从而开发人体潜能、智慧和灵性[1]。

---

[1] 李希颖.养生视域下的印度瑜伽与中国导引 [J]. 医学与哲学，2020，41（7）：
67-72.

二、瑜伽的发展

瑜伽在印度自发源起，经历了它的"古典时期"和"后古典时期"，在19世纪终以印度锡克族的"拙火瑜伽（练气）"和"湿婆阿兰达瑜伽（练心）"的融合而发展成为现代的瑜伽运动。瑜伽在印度有五千年的悠久历史，练习者众多，在印度具有一定规模的瑜伽学校和瑜伽学院就有四千多家。印度是瑜伽爱好者的聚集练习地点，很多瑜伽爱好者从世界各地前往印度深造。印度目前没有统一的瑜伽协会，只有自发成立的各种协会和俱乐部。

瑜伽于20世纪60年代作为一种健身方式传入欧美等西方发达国家，这种健身瑜伽保留了古印度瑜伽注重身心合一、内外兼修的特质，但在形式上更注重对身体外形的作用。瑜伽的传播速度非常快，由于许多明星的推崇和商业的包装，瑜伽成为健美界的新星。瑜伽有众多的俱乐部，瑜伽教练经过统一认证后才能执教；各大企业大多数都聘请瑜伽老师给公司员工训练瑜伽，以减轻员工的压力，提高工作效率；瑜伽在一些学校的众多课程中也有一席之地，一些学校已将瑜伽列入了必修课的行列，课程内容包括瑜伽理论、瑜伽呼吸、冥想、体位姿势、人体生理、人体解剖、营养学、妇女保健学等。现在，瑜伽运动还增加了一些近代科学，更加注重人体练习的安全性、规范性和科学性，在印度瑜伽的基础上有了自己的延伸，如 Power yoga 等。

进入21世纪后，瑜伽运动在我国迅猛发展，一些大中城市相继成立了瑜伽健身俱乐部，瑜伽也成为各健身俱乐部最受欢迎的课程之一；同时，一些高校也开设了瑜伽选修课。瑜伽这项既古老传统又时尚新兴的健身方式及新型的健身产业，在中国正呈现出勃勃生机和广阔的发展前景。

第二节　瑜伽的特征与分类

一、瑜伽的特征

瑜伽由梵文 Yoga 音译而来，原来指的是一种名为"轭"的工具，这种工具可以用来驾驭牛和马等牲畜，工具和牛马之间的连接是瑜伽连结、控制平衡、动作协调统一意义的由来。除此之外，也有学者认为瑜伽有克制和自我克服的含义。从广义范围上来讲，瑜伽属于哲学的范畴，从狭义的角度上来讲，瑜伽是一项运动，可以促进人的身体、心灵和精神的和谐统一。瑜伽发展到现代主要被当作修身养性的锻炼方法，通过瑜伽人们可以调整自己的呼吸、体位，还可以在锻炼的过程中冥想和思考。

第一，瑜伽注重身体、心灵的和谐统一，注重呼吸调节，瑜伽的最本质特征是和谐统一，也是瑜伽的内涵。瑜伽倡导的是身体心灵和意识的有机结合，表现在身体的体位、呼吸和意识的有机统一，三者的有机统一可以促进身体协调，提高人们的专注力，形成良好的心态，修身养性、健康向上，这是瑜伽区别于其他健身方式的主要特点。瑜伽锻炼过程中最重要的是掌握呼吸韵律，无论是使用体位方法还是冥想方法，都要以呼吸为基础，通过和呼吸之间的配合实现身体的平和。

第二，瑜伽强调锻炼感受。不同于其他体育项目，瑜伽不需要任何表演形式也不需要比赛，主要就是服务于个体锻炼，在锻炼过程中不必硬性苛求动作完美。主要是调节自己的心态，动作尽力而为即可，安静平和的心境是瑜伽锻炼追求的目标。

第三，瑜伽强调的是通过意识控制行为。瑜伽主要锻炼心灵和意识，强调通过意识控制肢体动作和呼吸规律，通过调节意识控制无意识的行为，帮助人们用意识的方式了解无意识事物的存在，意识的控制有利于激发人类的潜能。

第四，瑜伽属于有氧运动，练习动作缓慢，不同于其他运动方式，瑜伽运动注重缓慢的变换姿势、调节呼吸，动作动静结合，主要以静态动作为主；有氧运动的形式有助于减脂，长期坚持做瑜伽动作有利于身体塑形。

第五，瑜伽主张通过运动的形式改变生活方式，倡导健康生活。世界卫生组织认为，健康的生活方式主要体现在四个方面：一是饮食合理，二是运动适量，三是不吸烟少喝酒，四是维持心理平衡，以上四个方面均在瑜伽的运动效果中。瑜伽以运动为基础，寻求精神的平和和生活的健康，通过体位的练习、呼吸规律的练习及冥想可以达到修身养性的目的，为了更好地开展瑜伽运动，应该合理饮食，最好是绿色、健康、简单的饮食方式。除此之外，瑜伽也倡导戒烟戒酒，通过良好的饮食习惯、运动习惯达到健康养生的目的。饮食和运动方式的有机结合，也可以帮助身体更好地达到塑形目的，而且简单轻便的饮食对身体造成的负担小，更有利于身心轻盈健康。

二、瑜伽的分类

对于瑜伽的分类，由于分类标准和方法的不同而各有所异，概括起来有以下方面：

（一）按传统瑜伽分类

按传统瑜伽分类可分为以下类别：

（1）哈哒瑜伽。哈哒瑜伽是把体位法、身体洁净和呼吸锻炼结合在一起，是传统瑜伽体系中最基础、最普及的流派，动作相对缓慢柔和，在全世界传播范围最广。

（2）八支分瑜伽。八支分瑜伽又称滕王瑜伽，以体位法、呼吸、冥想、三摩地等八个步骤著称，是最系统的瑜伽体系。

（3）实践派瑜伽。实践派瑜伽强调身心的行动，是无私奉献的无我修行派瑜伽，提倡在工作中修行。

（4）哲理派瑜伽。哲理派瑜伽探讨心性明了、体悟世间无常的解脱派瑜伽，是最需要智慧的、最艰难的理论性瑜伽修行法。

（5）语音冥想瑜伽。语音冥想瑜伽是通过反复唱诵语音净化身心的瑜伽流派。

（6）坦多罗瑜伽。坦多罗瑜伽控制性能量，探讨、开发人体潜力的瑜伽体系。

（二）按瑜伽功能分类

（1）力量类瑜伽。力量类瑜伽包括活力瑜伽（力量瑜伽）、阿斯汤加瑜伽和流瑜伽。

（2）放松类瑜伽。放松类瑜伽包括哈哒瑜伽、心灵瑜伽和香薰瑜伽。

（3）减肥、塑身类瑜伽。减肥、塑身类瑜伽包括热瑜伽、形体瑜伽和水中瑜伽[1]。

（三）按瑜伽练习主体分类

（1）孕妇瑜伽。孕妇瑜伽有助于增强骨髓、骨盆和脊椎的灵活性动作，以舒适为宜。

（2）男子瑜伽。男子瑜伽对腰部、背部、腹部、髋肌群等部位进行针对性的练习，增强身体的控制能力。

（3）儿童瑜伽。儿童瑜伽借助插画、音乐、拟声模仿等形式进行体位法的学习，以易于理解。

（4）老年瑜伽。老年瑜伽难度低，幅度小，以舒展经络、按摩腹脏、锻炼骨骼为目的。

（四）按瑜伽练习阶段与动作难度分类

按瑜伽练习阶段与动作难度分类可以分为初级、中级和高级三个层次。初级瑜伽包括瑜伽的一些基本技法，如瑜伽基本呼吸法和一些基本体位练习等，适合于未曾有瑜伽练习经历者以及身体病弱者等；中级瑜伽涉及一些有相当难度的姿势练习，要求有较大程度的稳定性，且需要意念的集中和呼吸的配合，适合于身体素质水平较高且有一定瑜伽练习基础者；高级瑜伽适合于已掌握瑜伽中级姿势并有很强的控制肌肉和神经系统能力者。这三个级别瑜伽练习，是一个由易到难、循序渐进的过程，不宜急于求成、

---

[1] 赵芳. 瑜伽[M]. 芜湖：安徽师范大学出版社，2010.

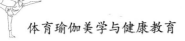

操之过急地一开始就练习高级瑜伽。

（五）按瑜伽练习形式分类

按瑜伽练习形式可以分为单人瑜伽、双人瑜伽和集体瑜伽。单人瑜伽追求的是个体身心的和谐统一，而双人瑜伽和集体瑜伽练习形式，除具备单人瑜伽练习所追求的个人感受外，还有促进情感交流、形成默契配合、达到整体协调的作用。

（六）按现代社会瑜伽支流分类

（1）阿斯汤加Vinyasa。阿斯汤加Vinyasa起源于印度的Mysore城市，以"Vinyasa——动作与呼吸紧密相连"为基础，动作前后连贯，一气呵成，是最系统、难度最高的瑜伽，有"呼吸体操"之称。阿斯汤加Vinyasa是一种自我挑战，能使全身的力量及协调、柔韧、平衡等能力全面发展，练习后使人身心和谐，神清气爽。正因为如此，在很多国家，这一运动成为田径、篮球、网球、自行车、高尔夫运动员理想的交叉训练项目。

（2）力量瑜伽。力量瑜伽是阿斯汤加Vinyasa的现代演绎，同样以"Vinyasa"为基础，动作更为活泼，可以穿插许多力量性的体位法，注重意志力和生命内在能量的锻炼。

（3）流瑜伽。流瑜伽由哈哒瑜伽向力量瑜伽和阿斯汤加瑜伽过渡而产生，以阿斯汤加瑜伽的"Vinyasa"为主线，但动作缓慢而流畅，同时又可以穿插快速的节拍性练习，强度大于哈哒瑜伽，小于力量瑜伽和阿斯汤加瑜伽，是练习阿斯汤加瑜伽和力量瑜伽的基础。

（4）热瑜伽。热瑜伽通过外在环境温度的控制（38℃～42℃）而达到减肥、排毒效果的瑜伽。

（5）形体瑜伽。形体瑜伽为减肥、健美、塑身而产生的偏重姿态的瑜伽。

（6）香薰瑜伽。香薰瑜伽是在优美舒缓的音乐和点燃香薰精油的环境中练习瑜伽，达到放松身心的效果。

（7）水中瑜伽。水中瑜伽是为减肥、健美而在水中做体位法的瑜伽。

（8）心灵瑜伽。心灵瑜伽是因现代社会竞争较大，为缓解心理压力而产生，注重内心平和的瑜伽。

尽管在历经数世纪的演变和流传中，瑜伽的内容与分支亦与时俱进而在不断发展、变化，且在修习瑜伽的过程中会经历不同形式、不同阶梯，但归根结底，不论瑜伽如何分类，瑜伽都是追求把握自我、达到身心合一境界的修习方法和途径。

第三节　瑜伽的科学理论基础

一、生理学基础

瑜伽从形成到发展已经历经千年，长久不衰说明瑜伽对身体必然有着诸多益处。在生理学的角度看是因为瑜伽锻炼可以体现出生命的活动现象和规律。瑜伽健身益处的生理学基础具体体现在以下两方面：

（一）瑜伽的生理学原理

生物体面对外界的刺激存在一个适应的过程，当生物体受到刺激时会在体内形成一定反应，通过不断地刺激，生物体会适应这种刺激，通过不断地刺激和适应，可以提升生物体机能。当人体受到外部的刺激时，身体内部的细胞以及组织会发生新陈代谢的变化，内部新陈代谢的变化会导致外在表现形式的变化，这是生物体面对刺激，产生反应的一种表现。如果这种刺激是长期的，那么生物体会表现出对该刺激的适应。适应具体表现为根据刺激改变生物体的外在形态、内在结构或者是机体功能，通过自身的改变适应外部的刺激，这也是外部刺激对机体的作用结果。

1. 运动负荷本质

运动负荷的本质是机体受到的外部刺激，从生理学的角度讲，一般情况下的外部刺激就是身体练习。外部身体练习的强度会影响内部的心理变化和生理变化。

在瑜伽练习中的运动负荷是外部的瑜伽动作对身体所产生的生理负荷，也就是外部的瑜伽动作对机体的生理产生了多少程度的刺激。外部的动作刺激对机体内各个器官所产生的影响不同，可以通过机体不同器官受到的影响，来衡量身体承受的负荷量。一般情况下，运动负荷主要包括两方面：一方面是外部负荷，具体是指瑜伽动作的练习次数和练习强度；另一方面是内部负荷，指心脏的跳动频率、血压高低变化、血乳酸变化等。在瑜伽练习过程中，外界的刺激强度和所产生的运动负荷成正比关系，如果增加运动负荷会对机体产生更强大的刺激，那么也会引起机体更为强烈的反应，强烈的反应最终体现在生理指标的变化上，变化幅度会加大。

2. 运动负荷适应

人体具备一定程度的适应能力和应激能力。面对外界刺激，人体会在产生反应的基础上去适应刺激，对运动也是一样的，面对运动负荷，机体会形成应激性和适应性。长时间的刺激，机体的内部器官也会改变自己的形态结构和机能，运动负荷的适应很重要。

3. 运动负荷阈

瑜伽运动中的运动负荷阈指的是瑜伽练习时机体能够承受的生理负荷的范围。一般情况下，影响机体运动负荷的因素有四个：一是运动强度，二是运动持续时间，三是运动练习密度，四是运动量。四个因素之间相互影响、相互联系，如果其他因素保持不变，单一因素发生变化，那么机体所能承受的生理负荷量也会发生相应的变化。

在瑜伽练习时，外界对机体产生的有效刺激就是机体受到的生理负荷，外界刺激是机体内部器官产生变化的根本原因，机体内部变化量的大小取决于外界刺激的强度。

当身体承受的运动负荷比较小时，对机体产生的刺激也就会比较小，较低强度的刺激能引起的机体适应性改变也就小，甚至不会引起机体的适应性改变，也就是说，这样的瑜伽运动对提升身体素质收效甚微。当身体承受的运动负荷过大时，对机体产生的刺激就会大，过大的强度会引起机体产生较大强度的适应性改变，甚至会超过身体的承受能力。如果身体疲劳或者没有得到足够的休息时，那么瑜伽运动就会对练习者的身体产生危害，严重时可能会出现病理性的改变，这样的运动对练习者来说是有害的。身体对外界的刺激会产生适应性的改变，但是适应性改变的大小和外界刺激的强度有关，因此运动时应该控制外部刺激的强度，适宜的强度刺激才能够引起机体的正确反应，这样才能够有效地达到预期运动目标，对身体的形态结构和技能产生良好的影响。也就是说，瑜伽运动时强度并非越小越好，也并非越大越好，应该掌控一个适宜的强度。

为了使机体产生良好的适应性，可以通过身体器官的生理指标来控制机体承受的负荷量大小。一般情况下，可以使用心率、最大摄氧量以及血乳酸等来控制适宜负荷量。在以上指标当中，心率是最适合也是最重要的测量指标，瑜伽运动注重的是平和的心境练习，因此心率的指标变化尤其重要，心率测量起来相对简单和容易，而且有效。瑜伽练习过程当中，可以通过运动心搏峰和最佳心率值的范围控制身体运动负荷量，保证身体能够产生最佳的适应变化，达到最好的训练效果。

（二）瑜伽的生理规律

瑜伽运动也有阶段性，在不同的阶段有不同的生理规律，并且不同阶段之间相互联系，每个阶段所练习的动作难度、时间和频率都有所不同。根据生理规律可以将瑜伽技能的学习过程分为三个阶段：

第一，泛化阶段。在瑜伽的开始练习阶段，首先可以通过动作讲解以及学习者以往运动经验对瑜伽运动产生总体认知。认知只是概括性的，并不能了解内部的生理规律变化。在这样的状态下，受到外部刺激的大脑细胞会变得兴奋，但是细胞的兴奋并不能确定大脑皮质的抑制，抑制和兴奋所产生的扩散状态会造成短时间内的机体条件反射不稳定，这段时间就是瑜伽运动的泛化阶段。泛化阶段学习者的表现是出现肢体动作僵硬现象、肢体不协调现象、肌肉收缩不精确现象、动作多余现象等。泛化阶段主要出现的问题是动作掌握问题，因此在这一阶段要注重动作环节，主要掌握大体动作即可，不必过分追求细枝末节，在这一阶段主要是帮助练习者尽快掌握动作技巧。

第二，分化阶段。经历过泛化阶段的动作练习，练习者已经基本掌握了动作的内在变化规律，一些动作问题会慢慢改变，练习者的大脑皮质也会从运动的泛化过程进入分化过程。在分化练习阶段的特点是动作基本趋于完整，基本没有动作失误，但是仍然可能会出现动作不稳定的情况。如果外界环境不稳定对运动产生了干扰，那么动作还是有出现错误的可能，因此在分化阶段训练时，应该注意纠正以往练习中的错误动作，追求动作的精细化。

第三，巩固阶段。随着练习次数的增加、时间的延长，练习者对动作的掌握基本趋于牢固，动作基本成型，瑜伽动作也开始变得清晰、准确、优美，即使外界环境发生了变化，影响到了瑜伽过程，动作也基本不会受到干扰和破坏[1]。

二、解剖学基础

（一）解剖学的基础认知

解剖学的姿势为身体直立，双眼平直目视前方，双脚超前，手臂垂于躯干两侧，手掌心朝向前方。

1. 解剖学的方位术语

以人体解剖学姿势为标准，以下是常用的解剖学方位术语：

（1）上、下。按解剖学姿势，头的方向为上，脚的方向为下。离头部近的一侧为上，离头部远的一侧为下。

（2）近侧、远侧。近侧和远侧通常用于描述四肢部位之间的关系，靠近躯干根部的一侧为近，远离躯干的部位则为远。

（3）前、后。腹部一侧为前，背面为后。手部则用掌侧和背侧来进行描述。

（4）内侧、外侧。以身体的中线为准，近者为内，远者则为外。

（5）尺侧、桡侧。上肢结构进行描述时，前臂尺、桡骨是并列的。尺骨在内，桡骨则在外，因此，尺侧即为内侧，而桡侧即为外侧。

（6）胫侧、腓侧。下肢描述时，小腿部胫、腓骨是并列的，胫骨居内，腓骨居外侧，故又可用胫侧和腓侧表示内侧和外侧。

（7）内、外。用以表示某些结构和腔的关系，应注意与内侧和外侧区分。

（8）浅、深。靠近体表的部分叫浅，深入内部的部分则为深。

---

[1] 施倍华，章步霄，周兰. 瑜伽与体育舞蹈 [M]. 北京：中国书籍出版社，2016.

2. 解剖学的轴面

（1）轴。以解剖学姿势为标准，人体可形成三维结构的三个相互垂直的轴。

第一，矢状轴。矢状轴就是前后方向的水平线。

第二，冠状轴。冠状轴就是左右方向的水平线。

第三，垂直轴。垂直轴就是上下方向与水平线互相垂直的线。

（2）面。根据人体解剖学的方法，人体可分为三个相互垂直的切面，这样便于从不同的角度来对人体的结构进行观察。

第一，矢状面是指沿着矢状轴所做的与地面相垂直的切面，它将人体分为左、右两部分。其中通过人体正中线的切面被称作正中矢状面。

第二，额状面是沿着冠状轴所做的与地面相垂直的切面，又称冠状面。它将人体分为前、后两部分。

第三，水平面是指横断身体，与地面相平行的切面，又称横切面，它将人体分为上、下两部分。

3. 解剖学中的关节运动

关节运动是运动关节围绕运动轴进行的运动。从人体的构造角度来看，人体的关节众多，可以进行很多复杂的运动，而且运动节基本可以在三个基本面上进行轴关节的运动。关节运动包括四种形式：

第一，屈伸。屈伸是关节在矢状面内围绕着冠状轴进行的轴关节运动，一般情况下，将向前的运动称为屈，伸是向后的运动。与一般情况不同的特殊情况是膝关节、足关节，二者的屈伸动作方向相反。除此之外，骨盆中的屈伸动作学名为前倾和后倾。

第二，外展和内收。外展和内收指的是关节在冠状面内围绕着矢状轴进行的轴关节运动。一般情况下，外展指的是运动部位末端离正中面较远的运动，内收指的是运动部位末端离正中面较近的运动。与一般情况不同的特殊情况是头、脊柱将外展和内收称为向左侧屈、向右侧屈。骨盆称为向左侧倾、向右侧倾。

第三，旋转。旋转是关节在水平面内围绕着垂直轴进行的轴关节运动。也叫回旋。一般情况下运动环节向前叫旋前，向内叫旋内；向外叫旋外，向后叫旋后。与一般情况不同的特殊情况是头、骨盆以及脊柱称为向左旋转和向右旋转。

第四，环转。环转是环节近侧端的关节围绕着冠状轴、矢状轴、中间轴进行的轴关节连续运动，远侧端进行圆周运动，最终整个关节形呈圆锥体的运动轨迹。

第五，幅度。幅度是关节在进行绕轴运动时所能转动的最大范围，一般情况下转动范围的大小用角度表示。幅度的大小涉及的是练习者的柔韧度，也就决定了练习者动作完成的水平高低，特别是在练习大幅度的动作时，幅度的大小影响至关重要。从解剖学的角度分析幅度大小的影响因素，会发现主要有以下几点影响：

(1)关节头和窝之间的面积差值。如果差值较大，那么关节幅度也会相应地加大。

(2)关节囊的厚度以及松紧程度。如果关节囊比较松弛、比较薄，那么关节幅度会比较大。

(3)韧带的长度和强度。如果韧带不长也不强，那么关节幅度会比较大。

(4)关节周围的骨的构造。如果关节的周围骨突起较小，那么关节运动幅度会比较大。

(5)关节周围的肌肉体积和肌肉伸展性能。如果体积较小、伸展性也较好，那么关节幅度会较大。

(6)原动肌力量大小和对抗肌协调放松能力高低。如果原动肌的力量较大，对抗肌的放松能力较强，那么关节运动幅度会比较大。

第六，水平屈伸。水平屈伸是关节水平面内围绕着垂直轴进行的轴关节运动，比如上臂外展运动。

（二）瑜伽中解剖学的应用

1.瑜伽中柔韧性的应用

第一，脊柱的柔韧性和肩关节柔韧性。脊柱运动依靠的是支配肌肉、椎间关节、椎间盘变形。椎间盘在人体直立的状态下会受到大的挤压力。除此之外，脊柱有四个生理弯曲：颈前曲、胸后曲、腰前曲、骶后曲，这四个弯曲是正常的生理现象。颈前曲、胸后曲、腰前曲会扩大纵向弹性，可以帮助缓冲骶骨上的身体产生的压力。

第二，髋关节的柔韧性。髋关节的组成部分有两个：髋臼、股骨头，髋关节属于球窝关节，髋关节可以做很多瑜伽动作，它的关节窝深、韧带牢固，但不太灵活。一般情况下，瑜伽运动要依靠髋关节，如果依赖膝关节，则可能会造成扭伤，由于膝关节比较稳定，且关节和关节之间咬合紧密，为了避免受伤，应该尽量使用髋关节完成各种瑜伽动作。

2. 瑜伽中人体重心的变化

瑜伽运动需要经常转换动作，在动作的转化过程中人体的重心位置也会发生变化。一般情况下如果人体垂直站立，那么重心也会沿着垂直方向移动。髋部是水平面上的运动，因此当髋部距离重心纵轴比较远时，重心也会降低，重心降低后稳定性就会更好。也就是说，当髋部运动幅度比较大时，瑜伽动作的稳定性会更好。

人在垂直站立时移动，也会造成重心的前后移动和左右移动，在具体的练习过程中，为了方便练习者掌握，常常将地面当成冠状面。举例来说，如果进行单脚支撑动作，那么重心会在单脚上，如果两只脚同时站立，那么重心应该在两脚之间，也可能会稍微靠后。

第四节　瑜伽与健康的关系思辨

（1）活化脊柱，缓解病痛。脊柱对人体健康非常重要，对内可影响五脏六腑的健康，对外可影响肢体的形态。瑜伽中的体位法通过站、坐、跪、卧、倒立等各种姿势弯曲、伸展、扭转身体各部位，对于人体的脊柱以及肌肉和内脏起到很好的按摩及牵引作用，既可以活化细胞、舒展肌肉、关节和脊柱，改善腰酸背痛等病痛，又能作用于内部器官、腺体，甚至精神，使身体各系统保持良好的状态，提高机体免疫力。

（2）健身减肥，塑体养颜。瑜伽属于中小强度的有氧运动，在整个运动中人体吸收的氧气和需求大致相当，在这种强度的运动中，提供人体运动所需的能量，主要是脂肪氧化供能。由于瑜伽的强度相对较低，练习时可以持续较长时间，因此全身减脂的效果明显。另外，在练习中对练习者所要求的挺直脊椎、双肩下沉等对于纠正驼背含胸等不良姿势，以培养良好的体态和体型有较好的效果。同时，还通过协调平衡各体内腺体，从而达到美容养颜的作用。

（3）安神减压，提高专注力。现代生活节奏快，竞争激烈，压力较大，当然，适度的压力是必要的，但是，如果这种压力超过人们所能承受的限度，身体就会感到紧张不适。瑜伽体位是把紧张和放松结合到良好状态的练习，它使身体在有限的范围内高度紧张，然后彻底地放松，在肌肉伸展、心灵放松、呼吸调节中减缓压力，排除一切杂念的干扰，回归到平和、宁静、呼吸深长而轻松的状态。

（4）修身养性，厚德载物。瑜伽的宗旨强调身与心的结合和协调，强调人与自然的结合和协调，瑜伽练习者通过体位法、调息法与冥想法来维持与发展身心和精神品德上的健康。瑜伽注重心灵层面的净化，培养高尚的情操，端正人生态度，培养积极的人生观、价值观和世界观。瑜伽还提倡健康的生活态度，让人自然地戒掉吸烟、酗酒等不良习惯，通过不断地超越自我，增强人的自信心。

第四章 体育瑜伽美学与审美价值

瑜伽作为一种艺术体育项目和修身养性的手段，具有由内之外的美学特征，不仅可以用来陶冶情感，而且还可以具有服务于完整人格塑造和素质教育的价值。本章主要围绕瑜伽美学的认知、瑜伽运动呈现出的体育美学以及瑜伽运动的审美价值展开论述。

第一节 瑜伽美学的认知

一、瑜伽美学的本质

瑜伽是一种形体艺术，美是瑜伽的核心，瑜伽的提示动作可以简单，也可以很难，但是必须符合美的要求。从体育美学的角度分析，人的善良和形象都是美的一种体现；从伦理角度分析，善是一种社会美德，是与当今社会和阶级相适应的道德观念。通过研究瑜伽的美，能够打造健康体魄、美丽的体型，还能净化心灵，有利于提高身体素质，利于身体和心灵的协调发展，丰富人民群众的精神文化生活。而瑜伽作为其中较受欢迎的一种锻炼模式，开始被越来越多的人接受。2019 年 1 月 10 日，全球最大的线上瑜伽教学 APP——每日瑜伽，用户数量已超过 5000 万，其中涵盖了 212 个国家、中国 400 余个城市[1]。

瑜伽将善和美有机结合起来，达到了健康美的效果，就是常说的"健美"。人们通过练习瑜伽实现健康美是瑜伽追求的美。从本质上讲，瑜伽

---

[1] 刘扬 . 体育美学视域下的瑜伽特征审视 [D]. 重庆：重庆大学，2011：17-32.

受欢迎的原因就是瑜伽追求健康美。瑜伽的体式动作包括伸展、前弯、扭曲、挤压和后仰等，每个动作都能体现美，都能有利于人们的身体健康。从逻辑角度分析，并不是所有健康的东西都能体现美，但是一定程度上美的都必定是健康的，健康体魄、美丽的体型和纯净的心灵是人们不可或缺的，这些都是通过练习瑜伽能够实现的效果。瑜伽的美源于生活，这里说的美就是人们对健美的憧憬。瑜伽是艺术和体育的结合体，因此瑜伽比其他体育活动更能体现艺术之美。

二、瑜伽的内在美

瑜伽运动美包括外在的形式美和丰富的内在美，外在美包括线条美、形体美、音乐美、编排美和音乐美等多种形式。瑜伽的创新和发展相辅相成，二者相互依存，缺乏创新就无法谈发展，瑜伽的创新是在发展过程中不断完善和调整中体现的。

（一）瑜伽的变化美

和谐不是静止的，而是运动、动态的平衡。瑜伽的美体现着动态的平衡，瑜伽的学习者在三维空间内做不同的动作，并不断地加大动作的幅度和动作的难度。学员在练习中，感受着动作变化的美和挑战新动作带来的喜悦。学员随着瑜伽音乐的起伏来改变动作，瑜伽音乐与学员的动作连在一起，音乐舒缓抒情，学员也缓慢地做着动作，音乐轻松柔美，学员的动作也很柔美，这样瑜伽就产生了韵律美。在瑜伽创新和发展过程中，一整套瑜伽动作中会增加难度较大的姿势，这使力量强、柔韧性好和天赋高的学员更有信心学习瑜伽，而且还能为自己做出高难度的动作而感到喜悦，使心理更加舒畅。瑜伽有上犬和下犬动作，它们是由空中过渡到地下的动作，还有利于动作之间的相互转换，这使瑜伽的每个动作都能够分开，使动作之间更加分明，也增加了动作的复杂程度，学员也享受每个动作的变化。

（二）瑜伽的自然美

瑜伽从始至终都遵循自然规律，练习瑜伽的场地一般都是安静、舒适、干净和通风好的场地或者是宁静、风景宜人的大自然，因此，瑜伽的很多体式动作都与大自然相融合，是受到大自然的启迪后创作出来的动作。比如模仿动物或者植物的姿态，目的是练习者能够与动物和植物一样与自然融入一体并获得健康。在受伤或者生病时，通过练习瑜伽重新获得健康的身体。因此，瑜伽的很多姿势都是根据动物或者植物的名字来命名的，目的也是为了身体健康，比如鸽子式、骆驼式和猫伸展式等，练习者听到名字就能够引发自己的联想。

（三）瑜伽的生活美

瑜伽体现人们个性化的精神世界。人们通过参加瑜伽活动或者进行瑜伽训练，可以充分地认识自己，全面地理解自己的身体和心理，充分表现自己的个性。现代社会虽然物质水平提高，但是生活节奏快，生活压力大，很多人被生活中烦琐的事情所累。在工作中，因工作负担过重、变换生产岗位、工作责任过大或改变等对人产生过大的压力，使人们身心疲惫，痛苦不堪。在空闲的时候，人们选择适合自己的瑜伽进行练习，舒缓自己的身心，净化心灵，仿佛一切都与自己无关，在此刻尽情享受瑜伽给自己带来的享受。

在瑜伽文化不断发展和创新中，瑜伽已经不仅仅是一项体育运动，更是一种社会活动。在练习瑜伽过程中，每个学员沟通交流，放松身心，不仅塑造了美丽的体型，拥有了健康的体魄，实现了身体的健康，还可以认识到新的朋友，更能够放松自我、愉悦身心、减轻生活和工作的压力、净化心灵，增加自己面对未来的自信，重获新生，相信自己能够战胜生活中的困难和挫折，相信自己能够把握自己的人生，使身体和心灵都得到解放。长期练习瑜伽能够培养人们积极乐观的生活态度，实现人、社会和自然的和谐。通过练习瑜伽享受生活、实现自我，将瑜伽真正地融入个人的生活中，让瑜伽伴随人们享受美好生活。

第二节　瑜伽运动呈现出的体育美学

一、瑜伽运动呈现的身体美

在体育运动中，身体是最基本也始终是最活跃的实体，体育审美的对象就是运动的人，这是因为，人的身体能够充分展现出具有生命力的人体美。在美学和体育领域中，身体美一直都是十分重要的主题，严格符合人体解剖学的特征和人类新陈代谢的生理规律，是以健康的生理和心理状态为前提的健康之美。人类通过身体运动，能够拥有匀称的骨骼、合理的曲线、强劲的肌肉以及旺盛的器官系统，能够形成完美运转又符合审美标准的具有健康美的人体。

同时，要区分人体美与体育意义上的身体美。身体美不完全等同于人体美，二者具有明显区别。身体美主要是指健康的身体，而非外在形象，主要包括人的体格、体能、生命力和一些精神要素。在体育美的范畴中，身体美最标准的特征就是"健康"，这也是身体美的基本内涵。健康始于身体的强健，深入到心灵的健康，就如同瑜伽运动的体式练习，包含三个层面：外在的追求可以带来强健的体魄，内在的追求可以带来心灵的平静，以及更深层的追求能够带来灵性的仁爱。内外俱备才是人们真正需要追寻的身体美。

二、瑜伽运动呈现的素质美

体育运动中的素质美以一种特殊的形式存在于人体中，产生一种独特的自然之美，是体育美的内涵，也是体育美在人体内潜藏的巨大力量。在瑜伽项目中使用的音乐节奏的快慢，以及不同体位法展现出的不同力量、速度、柔韧等的综合体现，都属于体育美范畴中的身体素质。身体素质可以分为以下三个方面：

（1）力量美。瑜伽中的力量训练，一般是在运动过程中肌肉表现出对阻力的克服能力，而体现出一种力量美。从本质上看，力量瑜伽是瑜伽项目和力量训练以及有氧运动结合的产物。但瑜伽活动中的"力"，除了体力外，还代表着生命力、活力、精力、智力等，总之，就是身体所散发出的生气与智慧。通过训练力量瑜伽，能够达到身心放松的目的，除此之外还能使人感受到力量与阳刚之美。

（2）柔韧美。柔韧是人体全身各个关节所能产生活动幅度的大小，以及肌肉和韧带所具备的伸展能力。瑜伽运动中的柔韧性练习，是众多女性瑜伽爱好者选择瑜伽作为健身项目的重要原因，通过瑜伽的柔韧训练，能够使身体更加婀娜多姿，充分展现出身体的线条美。举例来说，在鹤禅式中，手臂弯曲支撑地板的动作体现的是力量中带着柔美的感觉，而双膝放在腋下这一动作又能表现出柔美中带着力量的感觉。可见，瑜伽体式动作几乎都能同时给人带来力量与柔韧之美。

（3）速度美。在瑜伽运动中，速度是人体在一定时间内完成动作的能力。一般情况下，瑜伽动作通常比较舒缓，这使得整个身体始终处于一种安稳的状态中，心也能获得安静，帮助自身更好地将意念集中于身体部位。在瑜伽练习的过程中，动作几乎是等速的，练习者可以在这种柔、均、缓的速度中调气养神，因此，无论是练习者还是观赏者，都能够从中获得美的享受。

三、瑜伽运动呈现的造型美

瑜伽是人的一种机体活动，在瑜伽项目中，机体活动的形式被称为瑜伽动作。瑜伽动作的宗旨是创造健美身体、丰富思想情感。瑜伽运动具有科学性，充分符合人类生理和心理的发展规律。在动作编排方面，瑜伽注重动作的刚柔相济，通常采用的都是曲直有序的优雅造型。随着社会的发展，瑜伽的动作也在不断更新，动作越来越科学、优美、柔软，让人们能够在锻炼身体的同时，感受体育动作带来的造型之美。[1]。

---

[1] 施倍华，章步霄，周兰. 瑜伽与体育舞蹈 [M]. 北京：中国书籍出版社，2016.

第三节 瑜伽运动的审美价值探析

瑜伽运动的美育功能对人的内在（思想教育）和外在（健身功能）两方面都有较大的积极影响，这也是瑜伽运动审美价值的重要体现。瑜伽对人内在素质的影响主要体现在树立了正确的对美的认识，同时提高了自身的审美能力；瑜伽对人的外在形体的影响主要体现在可以塑造出健康、完美的体格。

从哲学角度上看，价值可以解释为是客体对主体的效应，同样地，瑜伽的审美价值就是客体对主体"美"的效应。同时，瑜伽也具有审美属性功能，从身体和精神两个方面影响了参与瑜伽运动的人。审美价值与价值从本质上是一样的，都是客体对主体需要的满足。

瑜伽具有美的属性是毋庸置疑的，否则它就不可能成为主体的审美对象，更不可能具有审美价值，这种审美直接来源于对瑜伽运动的观赏和参与。客体的属性和主体的审美需要共同构成了审美价值的两大要素，如果主体只是想通过瑜伽达到健身的目的，或者只想把瑜伽作为职业，而没有审美的需求，那么瑜伽对他们而言就没有任何审美价值了。因此，只有主体需求和客体属性两大要素同时存在于一种审美关系中时，瑜伽运动才能成为主体的审美对象。在瑜伽运动的审美价值中，通过运动所产生的精神上的升华与情感上的体验，能够唤起人们超越自然的本质力量的重要意义，只有这样才能够满足主体的需要，瑜伽运动才能具有审美价值。

美在本质上属于价值世界，而价值关系正是人与客观世界之间存在的审美关系。在审美实践中，审美的价值本质体现为客体的主体化，价值的实质内容是客体对主体的功能和效应，同样，瑜伽运动的审美价值也在于人和这项运动之间的一种价值关系，就是在瑜伽活动过程中，瑜伽运动按照人的想法和目的不断地完善和发展，在实践过程中对人的效应和功能，也就是客体的主体化。

一、瑜伽运动审美价值的功能

（一）提高审美鉴赏的能力

瑜伽审美是一种鉴赏能力，是主体凭借自身的审美经验、感受以及文化素质对审美对象进行有意识、有目的的观察、体验、判断、品味和评价的能力。这种审美鉴赏能力在瑜伽运动中主要表现在鉴别审美对象的结构、性质等，继而逐步深入到美的形式与内涵中，从精神上获得真正的愉悦，从而提升自身的审美经验和审美感受。

积极参与瑜伽运动能够大幅提升人的审美鉴赏能力，主要表现在两个方面：首先，在各类瑜伽活动中，无论是教练还是练习者或观众，普遍追求身体美、健康美、意志品质美。瑜伽活动能够塑造人的心灵与精神美，使参与者能够充分调动自身的审美能动性，对提升审美鉴赏能力具有巨大的促进作用。其次，在练习瑜伽的过程中，每个体位的训练过程都是一次感觉配合的过程，都是人们判断、理解审美的过程。通过瑜伽运动的审美实践，人们的认识可以从感性因素上升到理性因素，从而更加清晰明确，人们从瑜伽运动中感受到的身体与健康之美，有助于提升人们的文化素养，培养人们的审美鉴赏能力。

从现实来看，目前的瑜伽行业普遍缺少关于审美的教育，审美鉴赏环节还相对薄弱。人们普遍的文化素养、审美水平和道德情感，尚不足以满足瑜伽事业的发展需求。因此，有必要对人们进行瑜伽审美方面的教育，审美教育不但可以引导人们树立正确的审美价值取向，还能够提升专业水平。在瑜伽活动的实践过程中，则应注重把握学习者的审美对象美学特性，从而在塑造形态和身体之美外，能够培养他们完整的道德品质和人格情感。在这些方面，应充分发挥瑜伽的美学审美教育功能，为瑜伽事业的健康发展奠定基础。

（二）树立健身"美"意识

随着经济的发展，人们的生活水平越来越高，人们在满足自身衣食住行等物质条件后，越来越重视身体的健康，科学、积极的健身意识逐渐成

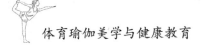

为了人们参加体育运动的首要因素。人们参与瑜伽活动是锻炼的需要，也是对"美"的需要，这种特殊的需要能够使人们产生锻炼的动机，并且自发、自觉地投入到锻炼中去。这种自觉不会受到外界因素的影响，对养成终身具备的良好体育意识有十分积极的促进作用。人们为了调整身体状态，使生理机能时刻保持正常，避免身心疾病而选择瑜伽运动，这是因为瑜伽能够塑造人们健康的体格，旺盛人们的生命力，使人们获得真正的健康美与协调美。

瑜伽经过多年的稳步发展，已经逐渐成为人们所喜爱的运动。我国普通人群的身体素质基本符合瑜伽运动对参与者的身体要求，这使我国群众喜爱并愿意参与瑜伽运动。通过瑜伽的联系，健康美的正确意识已经深入人心，人们不需要说服与强迫，完全凭借对瑜伽本身魅力的追求，以及对美好事物的兴趣与向往，就能够自觉地投身于瑜伽运动中，提升自身内在与外在的素养。

二、瑜伽运动审美价值的途径

瑜伽要充分发挥审美价值，人的知识与能力水平也是重要的因素之一。只有参与主体不断深入地了解瑜伽，掌握更多的瑜伽知识，才能更加深刻地认识到瑜伽运动的本质，抓住瑜伽的发展规律，从而满足参与主体更多更新的需求。主体有了新的需求，瑜伽运动也就有了更高的价值。目前，瑜伽活动场所已经成为社会成员沟通交流的重要场所，参与瑜伽运动，不但可以培养人们健美的形体和强壮的体格，预防多种疾病，还有利于人们之间进行情感交流，在交流中人们可以不断认识和提升自我，获得更加完整和真实的内心世界，最终实现身体与心灵的完美融合。坚持参与瑜伽活动还可以培养人们乐观的心态，帮助人们更加快乐地面对现实生活。同时，在提倡和谐的现代社会，瑜伽活动也引领人们走上了一条通向个人、社会、自然相和谐的道路。因此，在人们越来越需要精神生活的今天，享受瑜伽运动和瑜伽运动带来的美，就成为提升人们生活质量的巨大能量，瑜伽运动与生活就更加和谐地融为了一体。

第五章　瑜伽科学练习的多元化探索

瑜伽的科学练习就是以科学的健身理论知识为指导而进行的健全身心的瑜伽练习。要想达到良好的瑜伽健身效果，必须依据人体生理变化规律并遵循瑜伽的运动规律，掌握瑜伽科学练习的原则和要求。本章主要围绕瑜伽科学练习的原则与要求、瑜伽科学练习之呼吸、瑜伽科学练习之冥想、瑜伽科学练习之休息术以及瑜伽科学练习之体位展开论述。

第一节　瑜伽科学练习的原则与要求

一、瑜伽科学练习的基本原则

瑜伽科学练习的原则是人们长期实践经验的概括与总结，是瑜伽运动健身规律的反映和科学瑜伽练习的准则。瑜伽虽然简单易学，但要想科学地练习瑜伽，提高瑜伽健身效果，避免伤病事故，就必须遵循瑜伽科学练习的原则。

（一）全面发展原则

全面发展原则是指瑜伽练习须追求身心全面和谐发展，使身体形态、机能、身体素质及心理素质等方面得到全面协调的发展。

（1）瑜伽练习的内容、方法要尽可能考虑身体的全面协调发展。

（2）在全面练习的基础上，有目的、有意识地加强专门实用性和针对性的瑜伽练习。

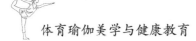

（二）个别对待原则

瑜伽练习时应根据每个人各自的身体条件、锻炼基础和锻炼目标等因素的不同进行个别对待，使瑜伽练习更具有针对性。因此要做到以下方面：

（1）根据身体情况选择瑜伽动作，如生理期女性练习瑜伽应避免腹部用力动作及倒立类动作；有关节炎者，练习动作时要轻柔一些，直到找出适合自己的动作；对于有慢性疾病的人来说，应在专业人员的指导下，选择一些针对性瑜伽练习以达到辅助治疗的效果。

（2）根据锻炼基础来选择适合自己能力的瑜伽动作，尤其是初学者不可贸然练习难度较高动作，或盲目做超出自己能力所及的瑜伽动作。

（3）根据自己不同的练习目标或需求，有选择性地练习瑜伽：有的人练习瑜伽是为了健身减肥；有的人练习瑜伽是为了缓解疼痛，活化脊柱；有的人练习瑜伽是为了消除紧张，缓解压力。根据不同的练习目标或需求，需要选择不同、有针对性的练习方案来达成目的，如以缓解腰酸背痛为目的，可通过围绕脊柱上下、左右、前后逆转动作等各种姿势，使身体中平时不太运动的部位能有效活动起来，从而活化脊椎，缓解疼痛等。

二、科学练习瑜伽的主要要求

（1）树立瑜伽正确认知。瑜伽不同于体操和舞蹈，也不同于一般的有氧练习，只有当呼吸、意识和姿势三者结合成一体时，才是真正意义上的瑜伽练习。有人错误地认为瑜伽就是一种柔软的运动，没有足够的柔韧性则不能练好瑜伽。事实上，瑜伽是注重身心和姿势的结合，不能用柔韧性的好坏来衡量一个人练习瑜伽的能力。而且，很多瑜伽大师也只练习简单的瑜伽，更注重内心冥想的修炼。瑜伽是一种极其温和的练习方式，由于它的姿势很容易适应每个人的需求，因此练习者需根据自己的身体状况，有针对性地挑选瑜伽体位进行练习，这样瑜伽才能创造出健康舒适的生活。

（2）练习瑜伽需保持乐观、平和的心态。练习瑜伽时，不要勉强自己做个人能力以外的动作。由于个体之间存在着差异，因此练习瑜伽不要操之过急、过分勉强，更不能与他人攀比，否则易造成运动损伤。同时，练习瑜伽也不要过度在乎自己动作的美丑。

（3）瑜伽练习的场所。虽然瑜伽是最不受场地限制的活动之一，但是对练习场所的一些基本要求还是不容忽视。选择瑜伽练习场所有如下基本要求：

第一，在室外练习，周围环境要安宁、洁净、舒适、温暖，尽可能保证在进行瑜伽练习时不会被外界事物干扰，这样有助于尽快进入练习状态；不要在大风、寒冷或有污染的空气中练习瑜伽。

第二，在室内练习，要求通风条件好，最好摆上绿色植物或鲜花，也可播放轻柔的音乐来帮助松弛神经。周边尽量没有家具或其他遮挡物，以免妨碍自己身体的自由舒展。

第三，无论室内或室外都要选择干净、平坦的地方练习，并在地面上铺上瑜伽垫或地毯、毛巾、软垫等，以防脚下打滑；不要在冷硬的地面练习，这样会导致肌肉紧张，不利于全身肌肉伸展和放松。

第四，不要在烈日下练习瑜伽，那样会心烦气躁。

（4）瑜伽练习的时间。练习瑜伽没有具体时间规定，只要符合自己生活工作规律的时间，就是最适宜的时间。一天当中，清晨、黄昏、晚上睡前都是练习瑜伽的好时机。一般来说，除进餐后（2～3小时内）不宜立即练习瑜伽外，一天中任何时间都可以练习。每天尽可能在固定的时间内练习瑜伽，这样既可以不断进步，也有助于形成规律的作息，以取得长期的良好效果。即使时间不允许，每周最少也要进行3次瑜伽练习。

（5）瑜伽练习服装。由于瑜伽有大量伸展和扭曲躯干、四肢的动作，因此最好穿着舒适而宽松的衣服，以棉麻质地为佳，但有条件的话，尽量穿瑜伽专用服，因为这种服装不仅弹力强，能伸展自如，而且吸汗性能好。在夏天练习瑜伽时，赤足最好；冬季时可穿棉袜或软底布鞋练习。瑜伽练习尽可能轻装上阵，除去手表、腰带及其他饰物，因为这些物件可能会分散注意力妨碍动作练习，甚至会出现意外伤害。

（6）瑜伽练习用具。练习瑜伽时，应选择一块由天然材料制成的厚薄适宜的瑜伽垫子，如果地面不平坦，瑜伽垫能发挥缓冲作用，有助于保持平衡，可以支撑和保护好练习者的脊椎。如没有专业的瑜伽垫子，铺上地毯或对折的毛毯亦可，注意不能让脚下打滑。初学者也可使用一些辅助工具来加以练习某些姿势，可用的辅助用具有瑜伽砖、瑜伽绳，甚至墙壁、

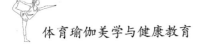

桌椅等。很多瑜伽体位练习都可使用相应的辅助用具，以帮助循序渐进的练习，同时有利于准确掌握每个姿势传达给身体的感受。

（7）呼吸。在没有特殊要求的情况下，都是用鼻子呼吸。

（8）进食时间。进餐后 3 小时之内不宜习练瑜伽体位姿势，但可以在练习前 1 小时左右进食少量的流质食物，如牛奶、酸奶或果蔬汁等。练习结束后，约需半小时的舒缓调节时间，再进食，一般在瑜伽结束 1 小时后进食最好。

（9）沐浴。瑜伽练习前后是否沐浴可根据练习者的方便自行决定。如果想在练习瑜伽后沐浴，应至少在 15 分钟后进行，因为瑜伽练习会使身体感觉变得极其敏锐，此时若给予身体忽冷忽热的刺激，反而会伤害身体，消耗身体内储存的能量；沐浴可以增加人体洁净和轻松的感觉，因此有人选择在瑜伽练习前沐浴，但应至少在瑜伽练习前 15 分钟进行，因为沐浴后血液循环加快，身体放松，如果马上练习瑜伽，不仅容易身体受伤，而且会导致血压升高，加重心脏负担，心脏病、高血压、甲亢等疾病患者尤其要注意这一点。另外，在长时间的阳光浴后不要练习瑜伽。在练习瑜伽前 1 小时左右洗冷水澡，能达到更好的练习效果。

（10）音乐。练习时若伴随瑜伽音乐或轻音乐，可以提高练习者的兴趣，也可使练习者神经更加安宁、心灵更加祥和，有助于练习者进入瑜伽练习状态。适合瑜伽的音乐特点是抒情、自然、休闲、宁静，这样的音乐能使人放松，获得内心的和平安宁与快乐幸福。舒缓的轻音乐，树林里的鸟鸣声、大海的海浪声，如班得瑞的《春野》《迷雾森林》、神秘园的《Song From A Secret》都是很好的音乐选择。

第二节　瑜伽科学练习之呼吸

呼吸是瑜伽的中心，无论冥想、体位法以及休息术都需要呼吸来配合，贯穿整个练习过程。瑜伽呼吸是有意识地控制一呼一吸，使练习者达到某种状态，这种呼吸法是通过鼻腔，借助腹、胸、肩来进行的气息练习。它区别于自然呼吸，有一定的目的要求和具体方法。

一、瑜伽呼吸的目的与要求

（一）瑜伽呼吸的主要目的

呼吸是人生存的基本要素，也是健康的重要基础。人体通过肺部吸入充分的氧气，促进血液循环，再把能量供给全身。因此，健康长寿的秘诀之一就是自然绵长的呼吸——吸入充足的氧气。然而，在日常生活中，许多人的呼吸都是呼吸系统自主而无意识的浅式呼吸，供氧不足，久而久之对健康极为不利。瑜伽呼吸的目的，就是让呼吸系统充分有效地发挥作用，为生命提供足够的氧气。在瑜伽练习中，呼吸可以将身体和精神联系起来。通过呼吸不仅可以摄取精气，也能养息，而且还可以自由调节舒缓，集中注意力。

（二）瑜伽呼吸的练习要求

瑜伽呼吸练习又称为调息法，用来唤醒并净化身体的生命能量。练习时注意以下事项：

（1）用鼻呼吸。瑜伽中的呼吸基本上都是用鼻子进行，有特殊要求时才用嘴呼吸。用鼻子呼吸可以过滤和温暖空气，以免刺激呼吸系统。练习过程中要保持鼻腔和口腔清洁，以保持呼吸顺畅。

（2）练习地点。练习瑜伽呼吸的地点最好是安静、干净、通风良好的场所。通常情况下，不在阳光直射下练习（除非清晨），也不要在冷的环境和污浊环境中练习。

（3）练习时间。练习呼吸，最好是在空腹状态下或饭后3～4小时进行。饱餐后练习会妨碍消化系统的血液循环。

（4）练习姿势。练习呼吸时的姿势，可根据具体的呼吸练习采用不同的姿势，总体要求身体保持自然、正直、放松。

（5）呼吸要有一定的自然节律，避免过度用力。瑜伽的呼吸是自然而然进行的，要有一定的自然节律，比较合适的节律是：吸气——8秒钟，

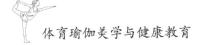

屏气——4秒钟，呼气——8秒钟……呼吸过程中不要太过用力，不要紧张，不要急于求成，要循序渐进。

二、瑜伽呼吸的方法

（一）腹式呼吸法

腹式呼吸是瑜伽中最重要也是最基础的一种呼吸方法。腹式呼吸通过加大横膈的活动、减少胸腔的运动来完成练习。在呼吸的过程中要求胸腔保持不动，只感觉腹部随着一呼一吸在起伏。当长期坚持练习形成习惯之后，在日常的瑜伽练习与生活当中也会采用此方式进行呼吸。

（1）腹式呼吸的练习方法。①仰卧或舒适的坐姿或站姿，可以将一手放在腹部肚脐处，放松全身，自然呼吸；②吸气，最大限度地向外扩张腹部，使腹部鼓起，胸部保持不动；③呼气，腹部自然凹进，向内朝脊柱方向收缩，胸部保持不动。最大限度地向内收缩腹部，把所有废气全部从肺部呼出来，这时横膈膜自然升起。循环往复，保持每次呼吸的节奏一致，体会腹部的一起一落。

（2）腹式呼吸的作用。腹式呼吸可以有效地减去腹部多余脂肪。

（3）腹式呼吸的注意事项。初学者在开始练习阶段很难体会到腹部的起伏，无须气馁，只要坚持练习，将意识集中在腹部，感受腹部的一起一落，通过一段时间的练习后就可以顺利掌握。

（二）胸式呼吸法

胸式呼吸是通过扩张和收缩胸腔并利用中间部位来完成呼吸的。呼吸同等量的空气时，胸式呼吸要比腹式呼吸需要更多的力气。在运动时或处于紧张状态下使用胸式呼吸较多。

（1）胸式呼吸的练习方法。①取仰卧或舒适的坐姿或站姿，放松全身，自然呼吸；②吸气，慢慢地、最大限度地向外、向上扩张胸部，腹部尽量不动；③呼气时，慢慢放松胸腔，感觉向下、向内收缩，腹部尽量不动，排出废气。

（2）胸式呼吸的注意事项。练习中，主要感受胸腔区域扩展与收缩，腹部保持不动。

（三）完全呼吸法

完全呼吸法是将腹式呼吸和胸式呼吸结合起来的一种呼吸方式。

（1）瑜伽完全呼吸的练习方法。①仰卧或舒适的坐姿或站姿，全身放松，脊柱尽可能伸直；②缓慢深长吸气，腹部像吹气球式鼓起，随后也使胸部鼓起，双肩可略微抬高，使腹部和胸部扩张到最大程度，接着再慢慢呼气，腹、胸部随之呈反向运动。整个呼吸过程应和谐、流畅；③瑜伽完全呼吸法应包括吸气、屏息和呼气。

（2）瑜伽完全呼吸的作用。①瑜伽完全呼吸法增加了氧气的量，使肺活量增大，活力和耐力有所增加；②经常练习，能预防和治疗感冒、哮喘等疾病，予以整个呼吸系统良好刺激；③可以增进人体消化器官活动，消除并治愈消化系统方面的疾病；④改善睡眠，缓解压力，消除紧张。

（3）瑜伽完全呼吸的注意事项。整个呼吸过程应缓慢、顺畅和轻柔，一气呵成，好像波浪轻轻起伏从下向上，之后再从上而下，每个阶段不可分开来做。

（四）调息法

瑜伽的"调息法"在梵语中用"Pranayama"表示，其中Prana意思是"生命之气"，yama则是"控制"的意思。瑜伽的调息法通过有规律地吸气和呼气，以及有意识的屏息，刺激和按摩所有的内脏器官，进而唤醒潜藏在体内的能量（生命之气），使之得以保存、调理和提升。

1. 清凉调息法

（1）清凉调息法的动作方法。第一，取一坐姿舒适地坐下，保持头、颈、背部的挺直，两手放于两膝上，全身放松；第二，将舌尖卷成一个小卷，放于两唇间；第三，通过这个小卷深深吸气，感觉到一股清凉的空气吸入腹部；第四，收进舌尖，闭上嘴，低头，屏息一会儿；第五，抬头，通过鼻孔将所有空气尽可能完全排出；第六，这样吸气、屏息、呼气反复20～30次。

（2）清凉调息法的作用。第一，具有清凉、解渴之功效；第二，使神经安宁、心态祥和，并放松全身肌肉；第三，净化血液，促进内脏活动，提高消化功能。

（3）清凉调息法的注意事项。患有低血压或呼吸系统疾病如哮喘、支气管炎者不要做此练习；心脏病患者练习时不要屏气；慢性便秘者不宜练习；冬天或天气过冷时都不要做此练习。

2. 蜂鸣式调息法

（1）蜂鸣式调息法的动作方法。第一，以任何一种坐姿舒服坐下，保持头、颈、背部挺直，闭上双眼，放松全身；第二，舌尖抵在上腭，保持面部放松，保持意识清醒；第三，慢慢用鼻子吸气，呼气时要缓慢发出像蜜蜂发出的低沉、平稳的蜂鸣声；第四，再次深深吸气，呼气时再次发出蜂鸣声，重复做几分钟。

（2）蜂鸣式调息法的作用。第一，缓解压力及大脑紧张，减轻焦虑、失眠；第二，有助于体内组织的康复，可以在手术后练习；第三，对咽喉、扁桃体以及甲状腺问题也有帮助。

（3）蜂鸣式调息法的注意事项。选择安静的练习场所；耳部疾病、心脏病患者练习时，不要屏气；耳朵严重发炎或感染时不要练习。

3. 风箱调息法

（1）风箱调息法的动作方法。第一，按一种舒适的坐姿坐定，头和脊柱保持挺直，闭上双眼，放松全身；第二，右手放在脸部前面，食指和中指放在前额，拇指在右鼻孔旁、无名指和小指自然弯曲在左鼻孔旁，左手放在左膝上；第三，以拇指压住鼻旁，闭住右鼻孔。腹部随着呼吸有节奏地扩张、收缩，心中默数呼吸的次数，气体经由左鼻孔被吸入和呼出20次，呼吸时主要由腹部完成扩张和收缩的动作，不要扩胸或耸肩，鼻子发出气息，喉咙不要出声；第四，做20次呼吸为一组，然后用左鼻孔缓慢而深长地吸一口气，同时向外扩展胸部和腹部，用拇指、无名指按住鼻子两旁，内屏气几秒钟进行收颔收束法和会阴收束法，保持几秒钟，或以舒适为限，然后呼气，并恢复正常呼吸；第五，用无名指闭住左鼻孔，腹部随着呼吸有节奏地扩张、收缩，气体经由右鼻被吸入和呼出20次；第六，再次深吸一口气，重复进行第三步的练习，这是一个回合，每次做3个回合。

（2）风箱调息法的作用。风箱呼吸功有助于净化肺部，排除多余气体，对缓解哮喘、肺结核等疾病症状有一定效果。它还能消除喉部炎症；还可以使人集中注意力、思维清晰、心态平静。

（3）风箱调息法的注意事项。练习时应避免剧烈呼吸以及过度摇晃身体，如果感到发晕表示练习方法有误。在做这个练习时，每做一个回合，都应充分休息一下，保持放松。高血压、眩晕症、中风、心脏病患者不要擅自做风箱功；患有呼吸道疾病如哮喘、支气管炎及处于肺结核恢复期者建议在专业人员指导下练习；初学者练习时应谨慎，开始时，呼吸应相当慢，一两周之后才逐渐增加呼吸的速度。不论任何人，风箱式练习得太多，都会损坏身体，因此要有节制、小心谨慎地练习。

（五）收束法

收束法，梵文 Bandha，意思是"扣牢""系紧""锁牢"，指紧压、收缩、控制身体特定器官及身体部位，以达到保护和约束能量。收束法的主要目的是防止能量散失，控制或锁住能量流动，保证能量准确到达目的地，不破坏其他的神经系统或能量循环。

1. 收额收束法

（1）收束法的动作方法。第一，选择一种舒适的坐姿；第二，放松，闭上双眼，吸气，呼气；第三，闭息，头向前方弯，以鼻尖画弧，直至下巴紧紧抵着胸骨；第四，两肩稍向前耸一点，伸直双臂；第五，两手掌应紧压两膝；第六，保持这种姿势，直至不能舒适的地闭息为止；第七，恢复的动作要缓慢，慢慢地仰起头部，慢慢地吸气，直至头颈部完全伸直；第八，这是一个完整的回合，每次练习不要超过 12 个回合。

（2）收束法的作用。收额收束法对人的肌体和心灵会产生较为广泛的效果，减缓心搏，对甲状腺和甲状旁腺有按摩作用，从而改进其功能，整个身体都会因为甲状腺功效增强而获益，还有助于消除愤怒和紧张忧伤的心情。它通常与调息及其他的收束法一起练习，能够达到更好的效果。

（3）收束法的注意事项。患有头颅内部压力（颅内压）症状和有心脏疾病的人只有经医生同意之后才可以做这个练习，而且还应非常小心。还有，当头部抬起或放下而构成收束姿势时，最好不要呼吸。当头部伸直时才能呼吸。

2. 收腹收束法

（1）收腹收束法的动作方法。第一，选择一种能使自身双膝稳固地贴紧地板上的瑜伽坐姿，两掌放在两膝上，放松；第二，彻底呼气，悬息，在悬息的同时，把腹部肌肉向内和向上收缩，尽量长久地保持这个姿势；第三，慢慢放松腹部肌肉，然后吸气，休息，直到感到有力量再做这个练习时为止。以上重复做 3～5 次。

（2）收腹收束法的作用。这个练习将横膈膜向胸腔提升，把腹部脏器推向脊柱方向，由于肠胃反复被抬高，并受挤压，就产生了蠕动动作。这个动作可以刺激滞留在肠道中的废物，因此，收腹收束法对预防便秘和不规则的肠运动很有效；收腹收束法还能使腹腔内所有器官都受到按摩和刺激，使腹腔器官得到补养；收腹收束法也可减少腹部的脂肪。

（3）收腹收束法的注意事项。孕妇、患有心脏病、胃溃疡或十二指肠溃疡的人不宜练习收腹收束法。在饱腹时，不要做这种收束法，最好在空腹时练习。

3. 大收束法

（1）大收束法的动作方法。第一，保持舒适的坐姿，双膝紧贴地板，挺直头部和脊柱；第二，通过鼻子慢慢深吸气，接着深呼气，然后收额、收腹，保持收束，但是必须在自己的能力范围内，若感觉有压力，就必须放松会阴、腹部、下颚，抬头后慢慢吸气。

（2）大收束法的作用。集收额、收腹、会阴收束法的作用于一体。

（3）大收束法的注意事项。在空腹的情况下才能练习大收束法；熟悉收额、收腹、会阴收束法后，再练习该收束法；心脏病及高血压患者请勿练习。

第三节　瑜伽科学练习之冥想

冥想是指身、心、灵合一后所进入的状态，是处于清醒与睡眠之间的一种状态，此时对外的一切意识活动停止，但潜意识的活动更加敏锐与活跃，从而获得深度宁静。冥想的四要素是冥想的对象、语音、体位和气息，其中语音是各种冥想技巧中最深奥的一中。

一、瑜伽冥想的目的与要求

（一）瑜伽冥想的主要目的

冥想就是改变意识活动的形式，停止知性和理性的大脑皮质活动，而使自律神经呈现出活跃状态的一种心灵自律行为。冥想可以提高自我觉醒的意识，增强身体的能量，发展洞察力，净化心灵，掌握心知，提高记忆力，还可以帮助人们解除压力，稳定情绪，让头脑休息，重新恢复活力。

（二）瑜伽冥想的练习要求

（1）练习前不要进食，否则会影响精神集中。
（2）应固定练习的时间和地点，这样有助于尽快进入状态。
（3）练习时应选择一个比较舒适、放松的姿势。
（4）确保身体处于放松状态。
（5）练习冥想要在教师指导下进行，不要盲目练习。

二、瑜伽冥想的坐姿及瑜伽手印

（一）瑜伽冥想的坐姿

1. 莲花坐

莲花坐在瑜伽坐姿中最受赞叹，梵文莲花被视为美的象征。从瑜伽的角度看，这个姿势极为适宜于做呼吸和冥想练习。

（1）莲花坐的动作方法。第一，双腿向前伸直，弯曲左膝，左脚放右大腿上。第二，双手扳右脚放左大腿上；第三，两只手手掌向上，大拇指和食指轻贴一起，成智慧手印，并轻放在左膝上，腰部伸直；胸部自然挺起，下巴稍微抬起，深而慢地呼吸，双腿双膝尽量贴地。

（2）莲花坐的注意事项。莲花坐对双腿的柔韧性有较高的要求，因此并不主张初学者练习。身体产生剧烈的疼痛时要停止练习，切忌急于求成，可以先从简易坐或半莲花坐开始。

2. 简易坐

简易坐是瑜伽坐姿中最容易掌握的姿势之一，适用于初学者练习。

（1）简易坐的动作方法。坐下来，双腿弯曲，双腿交叉，闭上眼睛或目视前方，双肩放松，下巴稍往内收，腰背挺直，两手掌心向上，大拇指和食指指端轻触，轻轻放在双膝上。

（2）简易坐的注意事项。腰背挺直，将内脏器官置于有益于健康的位置，如果感觉身体后倾或驼背，可以在臀部放一个垫子，使臀部与膝关节保持在一条水平线上，有利于脊柱保持正直。

3. 半莲花坐

（1）半莲花坐的动作方法。右小腿弯曲，并使右脚脚底板定在左大腿内侧，右膝弯曲，将左脚放在右大腿根处，脚心向上，腰背挺直，下颌收起，闭上眼睛或目视前方。手臂保持简易坐的姿势不变。

（2）半莲花坐的注意事项。需使头、脖子和身子保持在一条线上，双腿可交换练习，臀部紧贴地面。

4. 至善坐

（1）至善坐的动作方法。右膝弯曲，把脚后跟贴在会阴部。左脚重叠放在右腿上，并把左脚尖塞在右腿弯曲处，右脚尖塞进左腿地弯曲处。双手结智慧手印，轻放在双膝上。

（2）至善坐的注意事项。腰背挺直，臀部紧贴地面。

5. 悉达斯瓦鲁普坐

（1）悉达斯瓦鲁普坐的动作方法。双手撑地，将身体抬起，把右脚放在左臀下方，右脚跟向上对着肛门部位。收缩肛门括约肌，身体慢慢放下，坐在脚跟上。左膝弯曲，左脚放在右大腿根部，将全身重量放在右脚跟上。双收结成智慧手印，轻轻放在双膝上。

（2）悉达斯瓦鲁普坐的注意事项。脚跟应顶住收缩的肛部，可以换腿练习。

6. 英雄冥想姿势

（1）英雄冥想姿势的动作方法。端坐，右腿弯曲，右脚置于左臀外侧，脚跟贴近臀部处。右膝弯曲，放在左腿上方，调整右腿的位置，使两膝盖上下交叠。右手手心敷在右膝处，左手手心放在右手背上。

（2）英雄冥想姿势的注意事项。腰背挺直，目视前方。在这个姿势中，身体大部分部位都接触了地面，所以容易保持长久。可换腿练习。

7. 吉祥坐

（1）吉祥坐的动作方法。弯起左小腿，左脚底顶住右大腿，弯起右小腿，把右脚放在左大腿和左小腿夹紧的部位。两脚脚趾应分别契入对侧大腿和小腿夹紧的部位。两手结成智慧手印，放在两大腿之间的空位处或放在两膝上。

（2）吉祥坐的注意事项。腰背挺直，臀部紧紧贴在地板上。

（二）瑜伽冥想的手印

手印是修炼时手指结成的形态。练习瑜伽时的每个手指都象征着重要意义。小拇指代表泰默，是惰性、懒散、黑暗的象征；无名指代表拉加，是活力、动作、激情的象征；中指是纯洁、智慧、和平的象征；食指代表吉伐泰默，是个体心灵的象征；拇指代表帕拉玛泰默，代表无处不在的宇宙本体。食指和拇指的位置象征着瑜伽的终极目的，是个体心灵与宇宙本体的结合。瑜伽中的手印大致分为以下八种：

（1）禅那手印。两手叠成碗状，将拇指尖相连。这是比较古典的手印。象征着一个盛满力量的容器。女性右脚和右手在上，男性左脚和左手在上。这样可以平和稳定精神。

（2）智慧手印。手掌向上，大拇指和食指轻贴一起，意味着大宇宙与小宇宙合一，即人与自然合一。另外三只或合拢或张开，但要伸直。

（3）秦手印。秦手印也称下巴式。手势手掌向下，大拇指和食指指端轻贴一起；作用与智慧手印相同。

（4）开放手印。五指并拢，拇指指端轻贴在食指的指根部。两手掌朝前，放在膝盖上。意味着全身心地接受宇宙中最纯净的气息。女性右脚在上，男性左脚在上。

（5）祈祷式手印。双手合十，放在胸前做成冥想的姿势，手掌之间要留一些空间。意味着身体和心灵的结合，大自然与人类的结合。有助于集中精神，活跃和协调左右脑，获得平和的心态。

（6）接触地式手印。伸出五指，手心向下放在膝盖上，意为借用大地作为智慧生活的见证。

（7）接受式手印。伸出五指，掌心向上放于膝盖上，代表着对面前的任何事物都敞开胸怀。

（8）乌纱手印。双手十指交叉，每天练习 5 ～ 15 分钟，可以帮助清晨苏醒，还有助于向上提升能量，调节内分泌系统。

三、瑜伽冥想的方法

冥想的方法很多，在此分析常用的以下三种冥想法：

（一）呼吸冥想法

呼吸冥想是最简单的冥想技巧，把注意力集中到感觉和呼吸的节奏上，使呼吸渐渐变得慢而深沉。

（1）呼吸冥想的练习方法。取一个舒适的姿势，通过鼻子来呼吸，把注意力集中在呼气和延长呼气的时间上。只要不停地体会呼吸的感觉，就能把注意力集中在呼吸上，而且完全不会改变呼吸的方式。在每一次呼气时，感觉自己正在释放所有的压力、思绪和情绪，特别是在呼完气，准备再吸气的那一刻。

（2）呼吸冥想的注意事项。练习过程中，在持续地吸气和呼气时，把注意力集中到鼻子、嘴、肺和腹部的感觉上。不要勉强给呼吸设定节奏，仅需顺从它的频率与停顿即可。

（3）呼吸冥想的作用。对安定情绪和保持大脑清醒非常有效，能释放由焦虑和疑惑所引起的精神压力。

（二）语音冥想法

（1）语音冥想的练习方法。语音冥想是通过发音如不断重复某些音节、词汇、短语或听觉符号，以唤起内心深沉的情感及潜在的力量。语音冥想是所有瑜伽冥想方式中最安全、最流行、最经得住考验的一种练习方式。语音的类型有很多，可选用一种传统的崇拜语音，重复具有某种个人意义的赞颂，或感觉愉快的语音都可以作为冥想时的语音，而且所有这些语音都有助于尽快进入冥想状态。具体方法如下：

第一，取舒适的坐姿，放松全身，保持脊柱挺直。调整好呼吸，深吸气。

第二，呼气，以"O"开口，可促使手、上半身放松，再以"M"闭口音，腹部会自然充满力量。

第三，持续、连贯地大声诵唱"O——M——"使声音的共鸣传遍全身。唱诵时，仔细聆听全身心的感觉。可以唱诵 3 次后闭上嘴，不发出声音，在心里大声默诵，这一练习，对心灵的震动非常大，并能够使声音更加有力。

第四，练习熟练后，心中会自然而然充满"OM"的声音，不用刻意地默唱或想。

（2）语音冥想的注意事项。在刚开始练习时，要实实在在地把声音发出来，这样能集中注意力。几分钟后，睁开眼，两腿伸直，休息一会儿再继续练习。

（3）语音冥想的作用。使大脑更加镇静，心情更加平和；有助于缓解压力，宣泄愤怒的情绪，消除紧张和焦虑，对头痛、偏头痛、心脏病、高血压有好处；能提高身体的意识，对提高专注力非常有效。

（三）注目凝视冥想法

注目凝视冥想法是观察某一物体后，把印象刻在眉心的一种冥想法。练习时，可以盯住一支蜡烛的火苗，也可使用任何一个物体，如一块石头等。总之，物体越简单越好，这样思绪比较容易集中，注意力不容易分散。

（1）注目凝视冥想的练习方法。第一，把一根点燃的蜡烛放在距眼睛 90 厘米的前方，放松，脊柱挺直，眼睛稍微向下注视，注视的位置离身体不能太近也不能太远。第二，练习前先调整呼吸，直至感觉呼吸和心跳变得更慢、更连续时，睁开眼睛，持续地、专注地盯着火苗，心神要集中，让火苗的印象完全吸引住练习者。想眨眼就眨眼，有眼泪就闭上眼睛。第三，2 分钟后闭上眼睛，尽可能地在心里具体重现火苗的形象，想象那

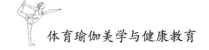

簇火苗就在眉心。在脑海里一直保留这幅画面，努力不让思想游移。第四，如果火苗形象开始淡化，就睁开眼睛，短暂地再盯一会儿，加深它的印象，然后再次练习。

（2）注目凝视冥想的作用。注目凝视法能清洁思想和身体，能提高视力和专注力。

第四节　瑜伽科学练习之休息术

瑜伽休息术是古老瑜伽中一种颇具效果的放松艺术，在整个练习过程中，需要完全集中意识且放松身体让身体休息，使身体获得能量，恢复活力。

一、瑜伽休息术的目的与作用

瑜伽中常以休息术来放松身心。瑜伽休息术常用在练习体位法时最后的放松姿势上，或作为体位法与体位法之间的放松姿势。在体位法与体位法之间的放松姿势，可以保存身体的能量，透过放松，肌肉和内在神经系统得到充分休息。而在练习体位法时，最后的放松姿势则是透过身体返回精神层面，它的精髓是让身心恢复平静、放松的状态，同时也是心灵的"清洁剂"，通过这些休息术，让人抛开眼前的烦扰，转而专注当下身体的感受。因此，情绪紧张、容易焦虑、专注力较差的人，更能领略到放松带来的益处。练习完瑜伽体位法后，可做10分钟的放松练习，通过放松来消除运动产生的紧张感。放松的关键先是心，然后是身，身心放松才是真正的放松。

二、不同体位的瑜伽休息术

瑜伽中的放松姿势有很多种，每个瑜伽体位中都有相应的放松方法。以下列出的几种，最常运用在练习体位法时最后的放松姿势，或者作为体位法与体位法之间的放松姿势。

练习瑜伽休息术必须避免直接吹风，光线不要太强。周围环境要比较安静，一般应避免练功时有剧烈声响发生。

（一）卧姿

1. 仰卧

仰卧放松功是瑜伽放松术的最好体位，是能使精神和身体完全放松的最有效姿势。在此姿势上进行的瑜伽休息术，可以很快地缓解失眠、心脏疾病、高血压和呼吸系统疾病。放松肌肉、神经、骨骼以及身体的每个细胞，舒缓紧张情绪和压力，将积极的精神与意识辐射到全身。

（1）平躺式。

第一，平躺式的动作方法。轻柔地平躺地上，双脚张开至与肩同宽，脚尖朝外，双臂与身体呈45°，掌心朝上。身体左、右两侧均衡放松，伸展脖子，下颌向胸部微收。双肩向外展，尾骨上翘，使腰部贴到地板上，将臀部推离尾椎骨。闭眼，放松两臂、双手、肩膀、颈部、大腿、小腿、臀部、背部、腹部及头部；放松脸部所有肌肉和上下颚；放松牙关与眼皮。自然、平稳、柔和地呼吸，尽可能保持静止不动，会感到全身松弛。保持该姿势5～10分钟。完成后，深呼吸一次，慢慢张开眼睛。屈膝，将身体转向一方，停留一会，然后用手撑着地慢慢坐起来。

第二，平躺式的注意事项。在练习完所有姿势后做平躺式。感觉身体上的全部重量都移到了地板上。闭上眼睛，全身放松，将注意力集中在呼吸或两眉中间的位置，以提升专注力，静静地自如地呼吸。练习平躺式时，可能会觉得昏昏欲睡，但要尽量保持清醒，意识到它给身体和精神带来的有益感觉。如果背痛，可以把腿抬起来放到一把椅子上，以半仰卧的姿势躺卧。要极其缓慢轻柔地从平躺式中恢复过来。先翻身侧卧，休息一会，然后再起来。初学者头部可以加垫厚毛巾。如果患有感冒或其他呼吸疾病，可以多加几块毛巾来抬高头部和胸部，使呼吸更顺畅。

第三，平躺式的健身作用。经典的放松姿势，几乎完全静止不动。可使整个身体变得放松，呼吸变得深沉，心率减慢，输送到身体各个部位的氧气增加，在关节和肌肉中累积的紧张感释放，舒缓因精神紧张而引起的头痛症状，有效治疗因精神压力引起的消化不良；调节高血压，改善呼吸系统的毛病，令呼吸更顺畅；改善睡眠质量问题，使人感到清爽自信。

（2）排气式。

第一，排气式的动作方法。仰卧，吸气，双腿伸直，脚背紧绷，双臂放在身体两侧，呼气，屈膝，双手抱住两腿外胫骨；吸气，让膝盖离身体越远越好，手臂也跟着移动。呼气，让膝盖移回腹部上方，轻柔地向腹部挤压，保持该姿势呼吸 10 次，重复 3～8 次。

第二，排气式的注意事项。手抱双膝，尽量呼气并收缩腹部，把肚子里的空气吐尽，闭上眼睛，把注意力集中在腹部，尽量放松全身，自然呼吸。

第三，排气式的健身作用。这个动作可锻炼髋关节和尾椎骨，放松脊柱和大腿肌肉，消除下背部压力，也运动大腿的肌肉，促进大肠与直肠蠕动，特别有助于消除消化系统中的废气和废物，改善便秘。

2. 俯卧

（1）俯卧式一。

第一，俯卧式一的动作方法。俯卧，两臂前伸到头顶上方，前额贴地；双腿分开与肩同宽，脚背贴地，轻微伸展背部、双肩和双臂。闭上双眼，用与仰卧完全放松式相同的方法放松全身。

第二，俯卧式一的注意事项。将注意力集中在呼吸上，要自然而有节律，舒缓均匀。如果是为了治疗某些不适或疾病，这个姿势可以保持 10 分钟或更长时间，而在体位练习前和练习中，则只需要几分钟甚至几十秒就足够。

第三，俯卧式一的健身作用。有助于消除颈项僵硬强直或落枕，改善椎间盘突出、佝偻、弯腰驼背和圆肩，对脊椎病非常有益。

（2）俯卧式二。

第一，俯卧式二的动作方法。俯卧，双手十指交叉，放在头后；脚背贴地，放松肩膀，伸展腰背，放松双腿。用与仰卧完全放松式相同的方法慢慢放松全身。

第二，俯卧式二的注意事项。保持自然的有节律的呼吸。建议该式的练习时间越长越好，在体位练习前和练习中，几分钟甚至几十秒就足够。

第三，俯卧式二的健身作用。有助于消除疲劳，对患哮喘病和其他肺部疾病者非常有益；对椎间盘突出或其他脊椎疾病治疗效果明显。

（3）鳄鱼式。

第一，鳄鱼式的动作方法。俯卧，抬起两肩和头，用两个手掌托着头部，双肘着地。

第二，鳄鱼式的注意事项。尽量长时间保持，以感到舒适为宜，自然呼吸。有脊椎病的人不宜采用此姿势，手臂有骨折的人也不适宜。想要长久保持这个姿势而又不感到厌倦，最好的方法是一边做一边进行阅读、写作或下棋等活动，这种情况下前臂要平放在地面上。

第三，鳄鱼式的健身作用。这是个简易的姿势，但极为有益，有助于消除疲劳，对患有哮喘和其他肺部疾病的人非常有益，对椎间盘突出或其他脊椎病治疗效果明显。

3. 侧卧

侧卧放松的姿势有左侧卧和右侧卧两种，提倡右侧卧的人士认为这样可以缓解对心脏的压力；而坚持左侧卧的人认为，这样血液向心脏回流。通常如果感觉左侧卧不舒服就可以采用右侧卧。侧卧式要尽量放松身体，同侧的手臂可以置于头上也可放于体侧，对侧手臂自然下垂放于体前即可。下肢姿势要求在下面的腿微屈，上面的腿屈膝，膝盖触地，脚放在另一膝盖的内侧，保持均匀的呼吸。下面以鱼戏式为例详细探讨：

第一，鱼戏式的动作方法。取侧卧位，右肘弯曲，头躺在右小臂上。侧向屈叠左腿，右腿伸直，着地的左膝尽量靠近胸部。弯曲左臂，左肘靠近左膝，左右十指交叉，头转向右侧，闭上眼睛，放松全身，可以交换左右位置做，动作过程中保持正常呼吸。

第二，鱼戏式的注意事项。在放松过程中，如有不适，可换另一侧身体进行。

第三，鱼戏式的健身作用。这个姿势是非常好的放松姿势，有利于重新分配腰身的脂肪沉积，使肠脏获得伸展，刺激消化道蠕动，有助于缓解便秘。通过放松两腿神经，缓解坐骨神经痛。

（二）坐姿

1. 动物放松式

（1）动物放松式的动作方法。第一，双腿并拢，跪坐，左腿向后方伸展，以右脚抵住大腿内侧。吸气，慢慢把两手伸到头的上方。呼气，上身前屈，使胸部贴近大腿前侧。第二，额头触地，在缓慢而平稳呼吸的同时，保持

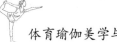

这个姿势1～2分钟。放松，吸气，慢慢抬起上身，恢复到两臂高举过头的姿势。交换两腿位置重复练习。

（2）动物放松式的注意事项。有高血压、头部眩晕的人，可将双手轻轻握拳相叠，前额或下巴放在大拇指和食指圈上，抬高头位。

（3）动物放松式的健身作用。滋养脊柱内神经系统，放松腹背部肌肉群、肩、髋部等，有助于血液向脑部回流，缓解脑部疲劳。

2. 月亮式

（1）月亮式的动作方法。跪坐，双手放在双膝上，脚尖并拢。将双膝分开略宽于肩。呼气，上身向前弯曲，胸、腹部贴在大腿前侧，双臂自然地伸向头顶前，前额或下巴着地。放松，吸气起身，手臂上抬，呼气，手臂放下来，重复5～10次。

（2）月亮式的注意事项。闭上眼睛，放松脊椎，意识放在呼吸上，均匀呼吸。还可以将双膝分开宽于肩，双臂伸直，肌向垫子，前额或下巴着地。

（3）月亮式的健身作用。放松、滋养、强健神经系统；放松和舒展腰背部肌肉群以及肩、髋和膝等关节。

3. 婴儿式

（1）婴儿式的动作方法。跪坐，臀部坐在脚跟上，双脚合拢，脚心向上。头、颈、身成一直线。臀部放松，调匀呼吸。呼气，收缩腹部，将上身慢慢向前弯曲，胸腹部贴在大腿前侧，最后头部也缓缓垂下，头部朝左或右，双臂放在身体两侧，手心向上，手指向后，手肘和手背平放地上。闭上双眼，脊柱完全放松。保持这个姿势不超过2分钟。

（2）婴儿式的注意事项。双臂贴地，臀部尽量不要离开脚跟，放松背部，练习此姿势时，时间不宜超过5分钟，否则会妨碍腿部血液循环。腹泻、膝痛、静脉曲张、怀孕的人不要练习。如果坐在脚跟上不舒服，那么可在大腿与小腿之间夹一块厚毛巾做缓冲。

（3）婴儿式的健身作用。婴儿式可以舒缓精神紧张，消除疲劳，松弛背部及消除脊椎压力，缓和背部下方的紧张不适；按摩胯部、大腿、脚踝、脚跟及腹部内脏。此姿势适合于后屈体位练习，也可作为姿势与姿势之间的休息练习。

（三）坐立

（1）坐位团身放松式。坐位团身放松式动作方法为：长坐，屈膝。胸、腹贴在大腿前侧，双手手腕在脚踝处交叉，头部放在膝盖上，闭眼，调息。

（2）跪坐放松式。跪坐放松式的动作方法。跪坐，双手交叉放在双膝上，闭眼，调息，放松全身。

（3）长坐放松式。长坐放松式的动作方法。长坐，双腿并拢，两手撑在身后，上身后仰，闭眼，调息。

第五节 瑜伽科学练习之体位

瑜伽"体位法"的梵文为"Asana"，也有中文将其译为"体式"，意为在某个舒适的动作或姿势上维持一段时间。瑜伽运动的体位练习是健康之精髓，在练习时一定要严格遵照体位法的要求循序渐进地进行。

一、瑜伽体位法的目的与要求

（一）瑜伽体位法的主要目的

瑜伽体位法是一种静力运动，涵括了拉、伸、弯、扭、叠、折、俯、仰、屈、提、压、倒立等动作，是身体语言的一种表现形式。其藉以一些扭转弯曲伸展的静态动作及动作间的止息时间，刺激腺体、按摩内脏，有松弛神经、伸展肌肉、强化身体、镇静心灵的功效。

（二）瑜伽体位法的练习要求

1. 正确姿势的练习要求

无论是站着或坐着，在日常生活中很多人都有含胸驼背、缩脖端肩等不良姿势，这不仅直接影响体态美，久而久之这些不良姿势往往成为身体大小毛病的罪魁祸首，如脊椎侧屈、椎间盘突出、肩周炎等，以及引发各式各样生理和心理问题。

在练习体位瑜伽时，无论做任何一个体位姿势，如不是动作特别要求，在动作的过程中均需保持正确的身体姿势：如挺胸、收腹、垂肩、脊柱挺拔等，若是基本站立姿势，还要求收紧膝盖，两腿并紧，两脚板平均支撑身体重量等[1]。

2. 呼吸配合的练习要求

（1）瑜伽体位动作的练习与呼吸要非常协调地配合。吸气或提气一般要与提升动作并做；反之，呼气或屏息要与向前或向下的动作相吻合。

（2）做每个体位姿势时，在自己的极限位置坚持 3～5 次完整呼吸让肌肉充分伸展，保证吸气与呼气长度相当。

（3）练习时不要说话或大笑，要专注于呼吸，保持有规律、较深沉的呼吸，这样有助于身体放松。

3. 动作的练习要求

（1）瑜伽体位姿势练习前要进行热身运动。瑜伽体位练习有大量伸展和收缩肌肉的动作，因此，在练习前必须确保肌肉和关节有一定程度的灵活性。同时，热身运动还可以逐渐增加心脏、肺脏的负荷能力并调节呼吸、血液循环、体温及心肺功能，以适应接下来的体位练习。

（2）进食热量为 880～1200 卡路里，饭后 3 小时内不可练习瑜伽，进食流质食物至少 30 分钟后方可练习瑜伽。练习瑜伽后至少间隔 30 分钟才可以进食。

（3）进行体位练习时，切忌过快或勉强伸展或扭曲身体，否则易损伤关节和肌肉。尤其是初学者，在做各种瑜伽体位姿势或其各环节动作时，特别是一些难度较大的动作时，要根据自己的身体基础条件自然地完成动作，不能急于求成或强行牵扯，以免受伤。

（4）练习中，要专注于自己身体所发出的信号，若有任何不适如疼

[1]　杨如丽，王文强．试论瑜伽的呼吸 [J]．南京体育学院学报（社会科学版），
　　　2007，21（6）：114-116.

痛或疲倦，此时应立即停下来休息。强迫自己忍受疼痛做某个体式可能会受伤。如果在一个姿势中感到疼痛，那么可能意味着这个姿势不适合，或对自己要求过高、重复次数太多所致。试着逐渐适应这个姿势，减少重复的次数或不要练习这个姿势。瑜伽不是竞技运动，因此"享受快乐，并尽力而为"是练习瑜伽最好的状态。

（5）练习的体位动作要保持平衡性。有前屈的，必然有后弯；有左侧的，必然有右侧。动作的平衡决定了练习的质量，也有利于身体的协调均衡发展。

（6）进行瑜伽体位练习时，要量力而行，尽力而为，而不可逞强好胜，不要刻意追求标准。不要勉强自己做个人能力以外的动作。练习瑜伽最重要的是身、心、灵的协调统一，把握好练瑜伽时身体被充分伸展的舒适感，比做出漂亮的动作更重要。

（7）瑜伽体位练习的每一步骤都要谨慎从事，不可操之过急，练习的过程中逐步增加力度和难度。完成每个体位姿势时都必须静止不动，保持这个姿势调整呼吸，充分放松。

（8）做平衡体位练习时，眼睛要放松，目光要集中于一个点（可以在面前 3～4 脚的地板上找一个点），保持平衡姿势并均匀缓慢地呼吸。

4. 特殊人群瑜伽体位的练习要求

（1）经期女性：女性在经期是否可以练习瑜伽体位取决于个人的身体情况和习惯。有些女性在经期的反应很大，或不习惯做过多身体上的运动，那么就不应练习瑜伽体位；如果在经期没有任何问题，可以做体位练习，但仍要适度，腹部的练习、倒立及长时间的控制等体位姿势都要尽量避免。

（2）孕期女性要在医生与专业人员指导下进行瑜伽体位练习。

（3）高血压、低血压、哮喘及眩晕病患者，头部受过伤害者，眼睛视网膜易脱落者，不要做倒立体位瑜伽练习，以免头部充血而发生危险。

（4）手术后半年内慎做瑜伽体位姿势练习。

（5）严重脊椎病患者应在医生或专业人士指导下练习瑜伽体位动作。

二、瑜伽体位的练习

（一）瑜伽基本体位的练习

1. 站姿体位练习

（1）山式站立。

①山式站立的动作方法。第一，两脚并拢站好，大拇指及脚腕内侧紧贴，其余四趾平放于地面即可；第二，紧绷两膝，收紧大腿肌肉；第三，立腰收腹挺胸沉肩，伸直脊柱，下颌微收，面向正前方，手臂伸直置于体侧，手心贴在大腿的外侧；第四，不要将全身重量放于脚趾或脚跟，要平均地分配于整个脚底。

②山式站立的健身作用。第一，站立时应该将身体重量放于整个脚底，这样才能使脊柱获得更好的支撑，延缓脊椎和脚部的老化；第二，保持正确的站姿，能使身体更加轻盈，思维更加敏捷，形体更加健美；第三，山式站立是很多瑜伽站姿动作的起始动作，能在进入下一个姿势前找到身体平衡，让体重均匀地分布到身体的两侧，对动作和呼吸的顺畅也会有很大的帮助[1]。

③山式站立的注意事项。第一，若有脊椎弯曲者，可靠墙练习；第二，脊椎侧曲者，可靠在墙角来调整姿势练习；第三，不要在保持姿势时屏住呼吸；第四，山式站立式是充满朝气和平衡的，而不是刚硬和紧张的，同时双脚能清楚地感觉到地面。

（2）擎天式。

①擎天式的动作方法。

第一，擎天式一。A. 站立，保持脊柱挺直，双手放在身体两侧，两腿绷直，脚跟并拢；B. 双手高举过头，掌心相对，双臂夹紧耳根，横膈膜上提，体会肋骨肌肉得到拉伸的感觉；C. 用两脚脚尖站立，吸气，把整个身子向上方伸展，感觉到脊柱的延伸。呼气，还原。

第二，擎天式二。A. 站立，抬头挺胸，双手放在小腹前，十指交叉，

---

[1] 丁希洲. 瑜伽体位法对瘦身美体的影响与研究 [J]. 河南师范大学学报（自然科学版），2010，38（2）：166-168.

手心向上，两脚绷直，双脚并拢；B. 吸气，双手上举，十指保持相交不要松开，手心向上，尽量向上伸展手臂；C. 呼气，抬头，舒展颈部，眼睛注视手背，尽量向上伸展。

第三，擎天式三。①挺胸收腹站立，两脚微打开。双臂伸直高举过头，双手抓住对侧手肘，目视正前方；②呼气，上身从腰部向前弯曲，直到与地面平行为止。吸气，保持上身躯干伸直，把整个身体向上方抬起。保持几秒钟，再弯曲，重复若干次。

②擎天式的健身作用。第一，擎天式有助于促进脊柱的健康发育和成长；第二，久坐一族由于缺乏运动，常会导致脊髓神经在脊柱分支点充血，这个姿势有助于行血散瘀，消除久坐疲劳；第三，强壮腹直肌，拉伸腹部肌肉，促进肠胃蠕动，有助于消化和排泄。

③擎天式的注意事项。第一，这三种擎天式交替练习，效果更佳；第二，在练习的过程中，要将身体的重量平均分配到双肘上，抬脚时注意保持平衡。

（3）幻椅式。

①幻椅式的动作方法。第一，基本站立姿势，脚后跟并拢；第二，吸气，两臂伸直高举过头，双掌合十，尽量往上伸展脊柱；第三，呼气，屈膝，臀部下降，就像坐在椅子上，膝盖不要超过脚趾，胸部尽量充分扩展。

②幻椅式的健身作用。第一，加强腿部力量，强壮脚踝，修正腿形，改善扁平足；第二，增强背部肌肉，充分扩展胸部，矫正脊柱不良姿势。

③幻椅式的注意事项。第一，下蹲时，膝关节不要过度前屈；第二，不要在保持姿势时屏住呼吸。

（4）风吹树式。

①风吹树式的动作方法。第一，按基本站姿站立，然后两腿分立与肩同宽。吸气，两手经侧慢慢举到头顶上方，十指相交，转动手腕，掌心向上，伸直肘部。呼气，以腰部为支点，将上身躯干朝左倾斜，体会右侧腰部的伸展。第二，吸气，回到中间。呼气，将上身躯干朝右倾斜，体会左侧腰部的伸展。吸气，回到中间。

②风吹树式的健身作用。第一，增强身体的平衡感，扩展胸部，减少腰两侧多余脂肪，加强腰两侧肌群的力量；第二，身体平时是向前或向后

弯曲，这个姿势则向左、向右，增强了脊柱的弹性。

③风吹树式的注意事项。身体侧屈时，只是腰以上部位侧弯，保持下半身不动，并保持呼吸畅通。

（5）铲斗式。

①铲斗式的动作方法。第一，以基本站立姿势站立，两脚分开；第二，两臂上举，手腕放松，手指自然下垂；第三，深吸一口气，将脊柱和手臂伸直，然后呼气，以腰为轴，上体快速垂下，两手臂在两腿间自然摆动；第四，吸气，以腰为轴，从下背到中背、上背、颈椎、头，逐渐抬高上体至站立。

②铲斗式的健身作用。第一，此姿势将内脏倒置，放松所有内脏器官；第二，脊柱神经受到滋养，安神、补气；第三，消除紧张的神经，清醒头脑。

③铲斗式的注意事项。高血压和低血压病人、眩晕患者及经期女性不宜做此练习。

（6）三步蹲功。

①三步蹲功的动作方法。第一，按基本站姿站立，分开两脚，比肩略宽。吸气，两手相交于腹前，手心朝上。呼气，将身体放低，使大腿与地面成约60°角。第二，吸气，抬高身体还原到中间。呼气，将身体放低，使大腿与地面成约30°角。第三，吸气，抬高身体还原。呼气，将身体放低，使大腿与地面平行。第四，吸气，抬高身体，放松两手、两腿，放松全身。

②三步蹲功的健身作用。第一，锻炼骨盆，孕妇常做此练习可使分娩的过程顺利完成；第二，强壮两腿肌肉力量；第三，紧收臀大肌，臀部重心上移；第四，延伸并稳固脊柱，加强身体平衡感。

③三步蹲功的注意事项。第一，保持好上体基本姿态；第二，膝关节不要过度前屈，膝盖不要超过脚尖，以免膝关节负荷过重。

（7）基本三角式。

①基本三角式的动作方法。第一，按基本站姿站立，两脚分开距离同两手臂平举时两掌根间距离相当，伸直膝盖；第二，吸气，两手缓缓侧平举，肘部伸直，将两手延伸至最远；第三，伸直脊柱、颈椎，上身躯干保持挺拔状态。

②基本三角式的健身作用。第一，纠正腿部不直和青少年轻度畸形；

第二，伸直整个脊柱，扩展胸部，培养良好体态。

③基本三角式的注意事项。侧平举时注意手指向两侧的用力延伸，以及脊柱向上用力延伸。

（8）三角侧展式。

①三角侧展式的动作方法。第一，预备姿势基本同三角式。第二，吸气，将双手经侧伸展至与肩同高，掌心向下。第三，呼气，转头看右手，将右膝与右脚往外侧转动约90°，左膝与左脚朝右脚方向转动约15°。吸气，将身体略微向右倾斜。第四，呼气，将身体向右下方降低，右手轻放在右小腿上，左手在身体上方朝天空伸展，柔软度好的可以将右手放在右脚背上或地板上；第五，吸气，将头扭转，看着上方的左手大拇指，停留5～8个呼吸。然后吸气，将头转正看前方，用腹部的力量慢慢将身体拉回。调整呼吸后，换反向练习。

②三角侧展式的健身作用。第一，伸展脊椎，使之变得更柔软；第二，舒缓背痛及颈痛；第三，伸展双腿，令肌肉更强壮，塑造漂亮线条；第四，消除腰间赘肉，美化腰部和臀部线条；第五，还可按摩脾脏与肝脏，改善消化系统。

③三角侧展式的注意事项。第一，在整个过程中，让胯部面向正前方，把大腿根部向前转，帮助保持胯部的位置；第二，身体两侧的运动幅度要相同；第三，头部、颈部与脊椎保持一条直线；第四，若颈部有伤或患有高血压，在完成姿势时头部可保持在正前方，或眼视地面；第五，患有腹泻、低血压者，暂时不要做此式。

（9）战士第一式。

①战士第一式的动作方法。第一，吸气，站立，双掌合十高举过头、耳后夹紧，并尽力伸展；两腿尽量分开；第二，呼气，将右脚与上部躯体向右方旋转90°，左脚向右大约转动30°；第三，身体重心下压，屈右膝直到大腿与地面平行，小腿垂直于地板和大腿，左腿保持挺直；第四，头向后仰，两眼注视合十的双掌，尽量伸展脊柱。正常呼吸，保持该动作20～30秒，恢复到第一步。

②战士第一式的健身作用。第一，充分伸展胸部、背部和腹部肌肉，

舒缓背痛、腰痛和坐骨神经痛；第二，令双腿肌肉更强壮，保护双膝；第三，增强平衡感和注意力。

③战士第一式的注意事项。第一，如有心脏病或高血压，请先向医生征询意见；第二，停留在第4步动作的时间不宜过长，20～30秒为宜。

（10）战士第二式。

①战士第二式的动作方法。第一，深呼吸，双脚张开至肩宽的2倍左右，脚掌平放在地上，脚趾朝前方，双臂在身体两侧自然下落。吸气，双臂平举，由手臂到手指用力地向左右方向伸展，与地面平行，做"大"字形状。第二，右脚向右转90°，同时左脚向右转15～30°，右脚跟正对着左脚弓位置。眼睛看右手方向。第三，呼气，屈膝，上身下压直至右大腿与地面平行。保持该动作30秒，然后再换方向练习。

②战士第二式的健身作用。第一，此姿势能强化下肢，使大小腿肌肉变柔韧、强壮，并消除这个区域可能已经形成的痉挛（抽筋）问题；第二，舒缓下背痛；第三，收紧腹部，按摩腹内器官；第四，使胸部得到伸展，更易于深呼吸。

③战士第二式的注意事项。第一，如果头部有伤患，头部可一直保持目视正前方；第二，膝盖或心脏虚弱者可以适当地减小弯曲程度；第三，不要把双腿分得太开；第四，膝盖弯曲幅度不能过大，以免增加大腿外侧肌肉负担。

（11）侧身伸展式。

①侧身伸展式的动作方法。第一，按基本三角式站立，屈右膝，两手侧平举，做成战士第二式；第二，呼气，以腰为轴，上体右转，右手尽量触及右脚外侧的地面，左手指向天空，再继续指向右前方，保持自然呼吸。体会从左脚外侧沿左腰、腋窝、手臂到指尖伸展的感觉；第三，吸气，右手离开地面，上体缓缓回到中间；第四，换方向，左侧做同样的练习。

②侧身伸展式的健身作用。第一，加强两腿的力量；第二，消除腰、腹部多余脂肪；第三，柔韧脊柱，加强脊柱的弹性；第四，锻炼身体的平衡感。

③侧身伸展式的注意事项。膝盖弯曲幅度不能过大，以免加重膝关节负荷。

（12）鸭行式。

①鸭行式的动作方法。第一，蹲下，双脚着地，手放在两膝上；第二，保持蹲下的姿势，脚趾着地，脚跟踮起，向前步行；第三，脚跟放在地面上，全脚掌着地步行，每行一步就让膝盖触碰地面一次。双脚交替进行。

②鸭行式的健身作用。第一，有助于消化，治疗便秘。治疗便秘时，喝约 500 毫升的水，做 2 分钟鸭行式。然后再饮 500 毫升水，再做 2 分钟鸭行式，重复练习 4～5 次，效果较为显著。第二，改善下肢血液循环，灵活踝关节，强化腿部肌肉力量。

③鸭行式的注意事项。第一，可以长时间多次练习此动作，但注意不要让自己过于劳累；第二，膝关节疼痛者慎做此式。

（13）拜日式。

①拜日式的动作方法。第一，基本站立姿势站立，双手合十置于胸前，虔诚地向太阳予以膜拜；第二，吸气，两手慢慢上举，手臂伸直紧贴耳朵两旁，举至头顶后，以腰部为支点，上体后仰，膝盖伸直；第三，呼气，以腰部为支点上身前屈，逐渐上半身由腹部开始尽量贴近大腿前侧，双掌撑地，尽量放于两脚外侧；第四，吸气，双手不动，屈左膝，右腿向后伸，右膝着地，头尽量向上抬起，伸展脊柱；第五，屏气，左脚伸向后方，与右腿并拢，双脚脚尖撑地，此时身体应成一条直线，腹部、腿部尽量保持平衡；第六，呼气，将腿、腹部放于地面，放低身体，屈肘；第七，吸气，抬头，身体往前上方挺起，放低髋部，脚背，大腿着地，双腿并拢，肩部下压，让头颈部及肩膀放松；第八，呼气，脚趾往内收，手脚不动，慢慢把臀部往上提到最高点，脚跟尽量着地，并保持膝盖伸直；头向下垂，置于两臂中间，成为"倒 V"姿势；第九，吸气，右脚向前跨出，放在双手内侧，手指及脚趾呈一直线；左膝着地，头抬高；第十，呼气，恢复到第 3 个动作；第十一，吸气，两手慢慢上举，上身躯干慢慢抬起，略向后倾斜；第十二，呼气，双手合十，收于胸前，回到起始姿势。

②拜日式的健身作用。第一，拜日式被称为皇后式，它拥有脊柱延伸功、展臂功、上犬式、下犬式等姿势的所有益处，使人健康向上，充满活力，改善整个身体的柔韧度及力量；第二，每天早晨对着太阳做，能使一天精神饱满，还能排出体内的各种毒素，使人面色红润。第三，拜日式也可作

为热身练习。

③拜日式的注意事项。第一，患有心血管疾病者，请勿做"拜日式"；第二，练习此套动作，在身体处于疲劳状态，或由于练习此姿势而产生较严重疲劳，均不适宜。

2. 坐姿体位练习

（1）坐立山式。

①坐立山式的动作方法。第一，取基本坐姿或简易坐；第二，吸气，两手经侧举起于头顶上方合十，保持手臂伸直，尽量向上延伸，背部也要伸直；第三，呼气，两手经体侧慢慢还原。

②坐立山式的健身作用。此式可以有效扩张和发展胸部，强壮腹部器官，并可消除双肩僵硬，还有助于神经安宁。

③坐立山式的注意事项。患有坐骨神经痛的人不宜做此动作。

（2）颈部转动功。

①颈部转动功的动作方法。第一，基本坐姿，两手放于两膝上。吸气，伸直脊柱，眼看前方。第二，呼气，慢慢低头，伸展颈部后侧肌肉，眼看胸部。吸气，头转回中间。第三，呼气，慢慢抬头，伸展颈部前侧肌肉，眼看正上方。第四，吸气，头转回中间。第五，呼气，头向右侧屈，伸展左侧颈部肌肉。吸气，头转回中间。第六，呼气，头向左侧屈，伸展右侧颈部肌肉，吸气，头转回中间。重复一次。然后自然呼吸，顺时针方向转动颈部 5～6 次，再逆时针方向转动颈部 5～6 次，回到中间。

②颈部转动功的健身作用。第一，对颈椎的一些病症及颈椎间盘突出有预防和保健的作用；第二，舒缓神经紧张，预防头痛和偏头痛；第三，由于颈部的不断拉伸，颈部肌肉变得更有弹性，延缓衰老，也可预防和缓解落枕；第四，有助于神经安宁；第五，可消除双肩僵硬、强直和风湿痛。

③颈部转动功的注意事项。动作应配合呼吸缓慢进行，不可骤然用力，特别是患有颈椎疾病者，动作幅度应由小到大，循序渐进。

（3）圣哲玛里琪第一式。

①圣哲玛里琪第一式的动作方法。第一，正坐，双腿平行并向前伸展，双手自然落在大腿上，上身挺直；第二，屈右膝，双手交叠抱住右小腿，把右腿向胸前拉近，脚跟靠近会阴处，小腿垂直于地面，脚掌贴地；第三，

伸展右臂，手肘从右膝前方绕到后方，让腋下挨近小腿胫骨。在右大腿外侧抓住左手手指或手腕。整个过程中，保持左腿贴地，腰背平直。自然呼吸，这个姿势持续 15 秒，然后换身体另一侧练习。

②圣哲玛里琪第一式的健身作用。第一，伸展背部，减轻腰痛；第二，伸展肩部，改善肩周炎；第三，能促进骨盆区域的血液循环；第四，放松髋部，有助于减轻坐骨神经痛；第五，调整月经，使之规律化，并有刺激卵巢、加强卵巢功能的疗效。

③圣哲玛里琪第一式的注意事项。第一，在整个练习过程中，左腿需贴紧地面且保持伸直；第二，肩部有伤者应避免做此式。

（4）束角式。

①束角式的动作方法。第一，坐立，两腿向前伸直，双臂自然地放在身体两侧，腰背挺直，目视前方；第二，分别向外侧尽量大地打开，两脚掌心相抵，双手握住两脚脚趾，尽可能把它们拉近会阴部，伸直脊柱，两膝和小腿的外侧都应该紧贴地面；第三，呼气，把两肘按落在两腿上，向前弯身直到头部落在地板上。正常呼吸，保持这个姿势 30～60 秒。然后吸气，回复到挺身坐立的姿势。放开双脚，伸直两腿，调息。

②束角式的健身作用。第一，此姿势有助于增加胯部关节的灵活性；第二，减少发生经前紧张综合征；第三，调理生殖系统和膀胱；第四，增强下背部、腹部和骨盆的血液循环。

③束角式的注意事项。第一，如果身体柔软度足够，向前弯身伸展脊椎时，可使额头碰触地面。如果不能做，也不要勉强练习，量力而行即可；第二，高血压和心脏病患者，脊柱向前倾倒与地面成 45°即可。

（5）单腿背部伸展式。

①单腿背部伸展式的动作方法。第一，坐下，双腿伸直，双手放于身后。屈右膝，左脚跟贴近会阴部，脚心贴在右大腿内侧。第二，吸气，双臂上举过头，掌心向前，身体略后仰。第三，呼吸，从下背部开始，慢慢降低身体重心，两肘向外稍用力，帮助上体下压。放松颈部，头自然下垂，闭眼，注意力集中于眉心，最终使头触小腿。保持 10～30 秒，正常呼吸。换身体另一侧重复同样的动作。

②单腿背部伸展式的健身作用。此姿势不但能通过肌肉的拉伸改变腿部线条，还能放松两膝，伸展两臂、腰背部和两腿的肌肉。

③单腿背部伸展式注意事项。第一，如果不能把头贴到小腿上，也可以用两手撑住伸直腿的膝关节或用手抓住伸直腿的脚，将注意力放在背部和腿部放松，不要勉强拉伸背部，适可而止；第二，动作应缓慢，弯曲腿的膝关节应触地；第三，身体前倾时脊椎要保持伸直。

（6）坐角式。

①坐角式的动作方法。第一，正坐，在不感到过于用力的情况下，尽量宽阔地张开双腿。上体保持好基本姿态，髋部要前送，保持双腿伸直，大腿后侧和小腿腿肚平贴于地面。手臂自然地垂到两腿内侧。第二，呼气，尽量伸直脊柱慢慢前俯上体直至下巴放在地板上。第三，用两手大拇指和食指分别抓住两个大脚趾，两眼向上看，一边做深呼吸，一边保持这个姿势 5～15 秒。

②坐角式健身作用。第一，促进盆骨区域的血液循环，增强腹部内脏器官功能，有助于预防疝气发作，甚至还能帮助治愈不太严重的疝气症状；第二，增强大腿内侧肌肉的柔韧性及胯部的灵活性；第三，使背部肌肉得到很好的伸展，强壮背部肌肉；第四，能纠正盆骨歪曲问题；第五，有效按摩胯部，滋养生殖器官；第六，增加由腰至脚部的线条美。

③坐角式的注意事项。第一，双腿分开的程度要以不感到疼痛为宜，向前俯身的动作不宜过猛，且向前俯身的幅度量力而行至自己的极限位置即可，不必一定下颌着地；第二，高血压和心脏病患者练习此式时，身体前倾时保持脊椎与双腿呈 45°角或身体前倾时用手或肘支撑地面，使头部保持在心脏以上较为适宜；第三，脚跟尽量蹬直，否则会令膝盖内侧疼痛。

（7）屈膝扭转式。

①屈膝扭转式的动作方法。第一，坐立，屈左膝，左脚放于右臀下，左脚心放于右小腿旁，右手心放于左膝上，左手放于右腰处上体左转，眼望左后方，自然呼吸 30～60 秒；第二，吸气，慢慢转回上体及头部，呼气，放松两脚。换右侧做同样练习。

②屈膝扭转式健身作用。第一，此姿势不但能强化背部肌肉，改善肩膀及腰背痛，还可以更好地对脊柱进行刺激，增进脊柱弹性；第二，帮助

减轻背部疼痛，使脊椎排列更整齐；第三，对腹部器官进行有效按摩，改善消化系统；第四，消除腰部赘肉，改善身体线条。

③屈膝扭转式的注意事项。第一，练习时腰背要尽量挺直，肩膀与地面平行；第二，坐立时，体重均匀地分布在臀部两侧；第三，颈椎、腰椎不好的人慎做。

（8）侧鸽式。

①侧鸽式的动作方法。第一，坐位，右腿向侧伸直，左腿向内侧弯曲，脚跟尽量靠向身体；第二，身体向左转动，使右大腿前侧贴地，弯曲右膝，右手抓住右脚，把右脚的脚尖放在右手手肘的内侧，吸气；第三，双手手指在胸前相扣。伸展腰与背，边呼气边把左手肘向后拉，如鸽子般挺胸，保持该动作 30～60 秒。换另一侧身体做同样练习。

②侧鸽式的健身作用。可矫正骨盆歪斜，能预防、改善各种妇科疾病，也能美化胸部线条。

③侧鸽式的注意事项。脊柱保持挺拔。

（9）前伸展式。

①前伸展式的动作方法。第一，坐在地上，两腿伸直，双臂在身后撑地，指尖向后。头尽量向后仰；第二，吸气，臀部尽量抬高，用双臂及双脚支撑全身重量。保持 30～60 秒，自然呼吸，然后臀部放回地上，充分放松。

②前伸展式的健身作用。第一，增加臀部、腰背肌的力量，增加脊柱弹性，缓解或治疗坐骨神经痛；第二，加强手臂、手腕、脚踝的力量；第三，增进身体平衡感及肌肉协调性。

③前伸展式的注意事项。要保持动作缓慢而稳定，避免由于失去平衡而受伤。

3. 跪姿体位练习

（1）金刚坐。

①金刚坐的动作方法。第一，跪在地面上，上身挺直，双腿并拢，脚背着地，手掌贴在身体两侧；第二，保持上身挺直，臀部落坐在双脚脚跟上，掌心贴在大腿上。在整个过程中，要把注意力集中在呼吸上。

②金刚坐的健身作用。第一，此姿势可促进消化，改善消化不良；第二，有助于心神宁静，心神恍惚、烦躁的人适合练习。

③金刚坐的注意事项。第一，一定要自然平稳地呼吸，并要把注意力集中在呼吸上；第二，脊椎要保持伸直、挺拔。

（2）英雄坐。

①英雄坐的动作方法。第一，跪在地上，双膝合拢，大腿与小腿垂直，脚心向上，脚背紧贴地面。挺胸，垂肩，双臂自然下垂。第二，打开两腿，距离略宽于骨盆，双手指尖按在双膝外侧，然后慢慢坐下。第三，臀部落坐在两腿间的地面上。做的时候能感觉到小腿内侧紧靠大腿外侧。膝盖尽量保持并拢，腰背及颈部挺直，双手放松，放在膝盖上。

②英雄坐的健身作用。第一，可以改善腿部及胸、腹部的血液循环，帮助消除大腿疲劳；第二，如果配合呼吸练习，还会使心情变得平和；第三，本式还有助于治疗膝部因痛风和风湿症引起的疼痛。

③英雄坐的注意事项。膝盖有伤者慎做此式。

（3）牛面式。

①牛面式的动作方法。第一，坐立，双腿向前伸直，弯曲右膝，把脚跟拉到臀部的左侧；左腿同样弯曲，使左膝重叠在右膝上，对准身体正中线，双手分别放在同侧的脚掌上。第二，双臂侧平举，与地面平行，腰背挺直，腿部姿势保持不变。第三，右肘弯曲，竖起，尽量与地面垂直，右小臂伸向背后，手背朝外。左手肘弯曲，绕过下背部，左小臂紧贴背部，手心向外，指尖指向头部，左右手相互交握。头、颈挺直，目视前方。保持该动作5～20秒，并正常呼吸。第四，呼气，头尽量后仰，保持5次呼吸，然后放开两手，伸直两腿。换身体另一侧做同样的练习。

②牛面式的健身作用。第一，消除颈肩僵硬、疼痛，矫正驼背双肩下垂，消除紧张。第二，燃烧手臂、后背多余脂肪。第三，上提胸部，使胸部曲线更加完美。第四，增加骨盆、膝关节弹性。第五，放松和强壮腿部肌肉，可治疗腿部痉挛。

③牛面式的注意事项。第一，双脚要尽量靠近臀部，背部保持平直；第二，练习时，注意力应放在双腿的挤压感和胸部的扩张感上。

（4）猫式。

①猫式的动作方法。第一，跪姿，双腿并拢，小腿及脚背紧贴在地上，脚掌向上。俯身向前四肢撑地，脊柱伸直，做爬行动作。手指向前，目视前方。

第二，吸气，头向上抬起，慢慢地将骨盆翘高，肚脐部位向下沉，背部下凹，胸部扩张，肩胛骨向背部挤压。第三，呼气，慢慢把背部向上拱起，收缩肚脐部位，带动头向下方垂，眼睛注视大腿位置，直到感到脊柱有伸展的感觉。

②猫式的健身作用。第一，此姿势是一种温和有效的热身方式，可伸展脊椎，让背部、腹部肌肉得到有效锻炼；第二，增加脊椎灵活性；第三，能增强神经系统，改善血液循环，有助于消除月经痉挛的痛苦，也有助于治疗白带和月经不调，适合经期女性练习。

③猫式的注意事项。第一，在练习过程中，四肢尽量与地面保持垂直；第二，动作不要太快，不要猛力前后摆动颈部或拱腰，也不要过分伸展颈部。

（5）虎式。

①虎式的动作方法。第一，跪在地上，两手放在地板上，做出爬行的姿势。保持这个姿势20秒，吸气，把右腿向后伸展，与地面保持平行；第二，右腿上举，保持膝盖绷直，尽量抬得高于头部，让颈部产生拉伸感；第三，屏住呼吸，弯曲右膝，并将右膝向胸前移动，脚趾略高于地面，头部下垂，用鼻子碰触右膝，脊柱弯成拱形。然后换左腿重复练习。

②虎式的健身作用。第一，此姿势可减少腹部、髋部及大腿的多余脂肪；第二，使脊柱得到充分锻炼；第三，放松坐骨神经；强化女性生殖器官，促进分娩后的体形恢复。

③虎式的注意事项。脚下摆时，脚不能着地，放松全身，注意力集中在动作的过程中。

（6）骆驼式。

①骆驼式的动作方法。第一，跪坐在地上，双手自然下垂，双膝略微分开，脚背贴地，脚趾指向后方；第二，吸气，两手放在两髋部，跪立于地面；第三，脊柱后弯，伸展大腿前侧肌肉，呼气，把双手放在脚心上，并向下施力，借此轻轻将脊柱向下压。大腿垂直于地面，头部尽量向后仰。保持该姿势30秒之后，将两手放回髋部，慢慢恢复到第一个姿势，然后坐下来调息。

②骆驼式的健身作用。第一，此姿势可伸展和强壮脊柱，能促进血液循环，特别是脊柱神经因得到新鲜血液的滋养而受益；第二，对于纠正驼

背和两肩下垂有极佳效果；第三，伸展腹部，有助减肥；第四，打开咽喉区域，放松颈部，对缓解哮喘、支气管炎和其他呼吸道问题有帮助。

③骆驼式的注意事项。初学者做动作如有困难，可将脚掌竖起，脚尖触地，双手扶在脚跟上。脊椎和颈部有不适者，在练习时注意保持脖子伸直，让脖子避免后屈。

（7）叩首式。

①叩首式的动作方法。第一，跪坐，臀部放在两脚脚跟上，脊柱伸直，上身向前弯曲，把前额放在地板上。两手放在脚掌两侧，手心向上。第二，抬起臀部，带动大腿向上伸，直到大腿垂直于地面，双手随之移动到两膝两旁，头部落地，下巴往胸前收。

②叩首式的健身作用。第一，此姿势可增加脑部的血液供应，消除大脑疲劳，美容养颜；第二，消除腹部多余脂肪，按摩腹部脏器，缓解便秘；第三，刺激性腺，增强性的控制力。

③叩首式的注意事项。有高血压或眩晕症的人不要做叩首式。

（8）门闩式。

①门闩式的动作方法。第一，跪立，臀部抬起，自膝部向上直立，双手自然下垂；第二，右腿向身体正侧方伸直，脚尖指向正侧方，脚掌贴地。边吸气边把左手上举，右手手掌向上，放在右大腿外侧；第三，呼气，右手向脚尖滑动，上身向右正侧方倾倒。同时左臂靠近左耳伸直，眼睛看天花板，保持5次呼吸。换身体另一侧练习。

②门闩式的健身作用。这是调整骨盆歪斜、缓和痛经的姿势，也能矫正脊柱、调整自律神经，使激素正常分泌，对月经不调也有疗效。

③门闩式的注意事项。第一，身体向右侧弯曲的过程中，注意不要向前倾；第二，在结束姿势后，伸直腿的髋关节附近如果产生刺激感就证明动作到位。

（9）蜥蜴式。

①蜥蜴式的动作方法。第一，跪坐，臀部坐在两脚脚跟上，两臂在体侧自然下垂，脊柱伸直；第二，双臂高举过头，上身前屈，直至腹部、胸部贴近大腿前侧，额头触地，双臂自然地放在头部两侧，向前伸直；第三，吸气，慢慢抬起上身和臀部，往前移动，直到大腿与地面垂直，胸部着地，

手肘弯曲，重叠，双手互相抓住上臂，将下巴轻放在小臂上。

②蜥蜴式的健身作用。第一，可以有效缓解背部疼痛和疲劳；第二，可以增加脊椎的灵活性；第三，可以美化胸部曲线；第四，可以加固、调理和伸展腹、背部肌肉，有效按摩腹部器官。

③蜥蜴式的注意事项。练习蜥蜴式时要注意呼吸的配合，在每一轮练习中抬起身体时吸气，放低身体时呼气。

（10）顶峰式。

①顶峰式的动作方法。第一，跪在地上，臀部放在两脚脚跟上，脊柱由挺直状慢慢带动上身前屈，额头触地，双臂向前伸，胸部碰膝盖。吸气，抬起身体，两手两膝着地跪下来，手臂、大腿与地面垂直，脚尖着地。第二，呼气，双膝离地，将臀尽量抬高，上身下压，双臀和背部形成一条直线，头部处于两臂之间。第三，脚跟放在地面上。正常呼吸，保持这个姿势约1分钟。吸气，恢复两手两膝着地的跪姿。重复这个动作6次，然后恢复到起始动作。

②顶峰式的健身作用。第一，此姿势能锻炼小腿的神经与肌肉；第二，可有效伸展肩、背部肌肉，使脊椎更柔软，刺激椎神经，使脊椎血液循环；第三，上体倒置，可有效滋养头、面部，放松五脏。

③顶峰式的注意事项。第一，在最后位置时，双腿和双臂应尽量保持平直，可以慢慢尝试让两脚跟着地；第二，如果脚跟不能停留在地面上，就让脚跟上下微微颤动，来帮助伸展腿部肌腱。

（11）狮子第一式。

①狮子第一式的动作方法。第一，跪坐，臀部坐在脚跟上，腰背挺直，脚背贴地，双手自然置于两腿上，目视前方；第二，身体向前倾，张开手指，双掌的掌根部放在两膝的边缘部位。把身体的重量移至大腿和膝部；第三，躯干前伸，保持背部挺直，睁大眼睛，双眼注视眉心，嘴巴张得越大越好，尽可能把舌头朝下巴处伸展。用口呼吸，保持该动作30秒。

②狮子第一式的健身作用。第一，此姿势能使舌头得到锻炼，喉部得到按摩，改善因感冒带来的声音沙哑；第二，防治咽喉疼痛；第三，对颈椎、咽喉、眼睛、耳朵和甲状腺有益；第四，防止脸部肌肉下垂，减少脸部皱纹，延缓衰老。

③狮子第一式的注意事项。第一,伸出舌头的同时发出"啊啊"的声音;第二,练习时请将意识集中在眉心。

(12)跪姿立式。

①跪姿立式的动作方法。第一,屈膝下蹲,右膝向右方跪立,右手放于右前方,左手放于左髋部;第二,吸气,慢慢抬起左腿,身体转向前,保持平衡,自然呼吸30秒。呼气放下左腿,换右腿做同样的动作。

②跪姿立式的健身作用。第一,提高身体的灵敏性及平衡能力;第二,强壮腿部,促进消化,缓解便秘;第三,加强腰侧部肌肉,美化腰部线条。

③跪姿立式的注意事项。注意保持平衡的稳定性。

(13)平板式。

①平板式的动作方法。第一,挺直脊背跪坐在脚跟上,双手自然放在大腿上,指尖向前。第二,俯身,双手着地,双手双膝支撑身体,手臂、大腿都与地面垂直。第三,一条腿向后伸直,脚趾抵住地板,保持平衡,将另一条也向后伸展,用手臂和脚趾支撑起整个身体。收缩腹部及臀部肌肉,身体尽量伸直,像一块平板一样。

②平板式的健身作用。第一,可使腹部与臀部肌肉更加紧实;第二,强化手臂与腕部肌肉;第三,伸展背部肌肉和脊椎,消除背部疲劳。

③平板式的注意事项。如果上半身力量不足,可以让膝盖接触地面,以减轻手臂负荷。

4.卧姿体位练习

(1)船式。

①船式的动作方法。第一,仰卧,两腿伸直。两臂平放于体侧,掌心向下;第二,吸气,将头部、上身躯干、两腿和双臂全都抬起来,离开地面。双臂向前伸直并与地面平行,指尖指向膝盖。屏住呼吸,保持这个姿势,以不勉强费力为限。然后慢慢呼气,把双腿和躯干放回地面。

②船式的健身作用:第一,能强健背部、肾脏,减少腰痛;第二,塑造背部及腿部的线条;第三,增强身体平衡能力;第四,改善心绞痛、早期心力衰竭、哮喘、糖尿病及性器官失调,减轻水肿;刺激甲状腺,促进新陈代谢;第五,增加腹部的血液循环,改善消化不良及胃胀气。

③船式的注意事项。第一,最开始双膝可能无法绷直,维持在屈膝姿

势即可，或利用一把椅子放在前面支撑双脚，慢慢练习，直到双腿能够绷直为止；第二，背部挺直，令脊椎往上提，否则尾椎会往下压，导致背痛。

（2）鱼式。

①鱼式的动作方法。第一，仰卧，两手放于臀部下面；第二，吸气，用头顶顶住地面，将背部抬离地面，尽量抬高，自然呼吸；第三，呼气，缓缓将背部放下，用后脑勺贴地，放松全身。

②鱼式的健身作用。第一，增加全身血液循环，平稳呼吸；第二，胸部扩张，腹部自然收紧，使腹部扁平而有力；第三，缓解腰骶椎及背部疼痛；有益于甲状腺和甲状旁腺的功能；可减缓肩部肌肉淤血和疼痛。

③鱼式的注意事项。患有颈椎、腰椎病者，做仰卧的姿势时，用力不宜太大。

（3）狗伸展式。

①狗伸展式的动作方法。第一，俯卧，双脚微微分开，脚背贴地。双手平放在身体两侧，下巴点地，眼睛平视前方。然后手屈肘，掌心向下，平放在胸部两侧的地板上，手指指向前方；第二，吸气，伸直两臂，将上半身撑起。脚趾撑住地面，大腿、两膝、小腿均抬离地面，全身重量落在双掌和两脚脚趾上。深深吸气，保持这个姿势 30～60 秒。

②狗伸展式的健身作用。第一，有助于消除背部、腿部和肩部的僵硬感，预防、治疗腰背疼痛，并对坐骨神经痛、腰部风湿痛和脊椎关节错位等症状，有较好的缓解作用；第二，可有效塑造后背线条，上提和收紧臀部肌肉；第三，刺激甲状腺和甲状旁腺，滋养脊柱神经，矫正驼背。

③注意事项：在做此动作的过程中不要耸肩，两膝要尽量伸直。

（4）卧姿炮弹式。

①卧姿炮弹式的动作方法。第一，仰卧，两腿伸直，双手放在身体两侧。屈右膝，把右大腿尽量收近胸膛，两手十指相交，抱住右膝。第二，用腹部力量把头抬到右膝处，用鼻子接触膝盖，感受腹部肌肉的紧绷。之后恢复原位，换左腿重复，左、右两腿各做 6 次。第三，两腿均屈膝，两大腿收近胸膛，两臂抱住双膝，脚尖绷直。尽量抬高头部，用下巴接触膝盖，感受腹部肌肉的紧绷。吸气，慢慢把头部放回地面上。呼气，放开十指，

同时把腿伸直，放回地面上。

②卧姿炮弹式的健身作用。第一，此姿势能加强腹部功能，促进大肠蠕动，排除腹部废气浊气，减轻便秘症状，改善肠胃的松弛、萎缩、无力等异常现象；第二，防止胃下垂、胃溃疡、十二指肠溃疡等消化系统疾病；第三，蜷缩的姿势还能有效阻止腹部脂肪滋生，并锻炼腰部和臀部的力量，加强性功能。

③卧姿炮弹式的注意事项。第一，如果下巴接触膝部时间保持不长，应屏住呼吸；第二，如果可以保持较长时间，则在保持姿势的同时自然呼吸。

（5）犁式。

①犁式的动作方法。第一，仰卧，双腿伸直，双臂置于身体两侧；第二，吸气，双腿慢慢抬起，带动腰、背部一起向上提升，双手扶在腰处，腰背挺直，双肩紧紧地贴在地上；第三，双腿向头上方弯曲，尽量与地面平行；第四，将双腿继续向头顶上方下压，直至脚趾触地，然后，慢慢放下双手，手臂在背后伸直，掌心贴地，保持30秒以上；第五，结束时，先将双腿抬起，然后慢慢恢复到仰卧姿势。

②犁式的健身作用。第一，此姿势可帮助脊椎和背肌伸展，特别有利于缓解上背和颈部肌肉的压力；第二，随着犁式练习的深入，脊椎的柔软度也会越来越好，对整个脊椎神经网络极为有益；第三，此姿势还可以刺激到腹部器官和甲状腺，滋养人体的内分泌系统，促进身体和大脑的和谐健康。

③犁式的注意事项。第一，椎间盘突出及坐骨神经痛者慎做犁式；第二，女性在月经期间也不要做此式；第三，如果背部不够柔软，可用手撑住腰背部，手不要离开腰背部。

（6）小桥式。

①小桥式的动作方法。第一，平躺，两手放在体侧，手心向下；第二，双脚并拢或稍稍分开，向上稍屈膝，脚尖向前；第三，吸气，双脚向下施力，慢慢抬起臀部，使臀部离开地面；第四，伸直双膝，收紧大腿内侧。该动作保持5～10个呼吸；第五，呼气，慢慢将背部、臀部放回起始位置。

②小桥式的健身作用。第一，可使腰、背、腹部更加柔软，增强激素分泌，提高性能力；第二，改善失眠、记忆力减退、注意力不集中及情绪低落的

症状；第三，强健腰椎、手臂、腕部及踝关节；对治疗哮喘及支气管炎有辅助作用。

③小桥式的注意事项。第一，如果一开始很难靠腹肌力量提升躯干，可以用手扶住腰抬起；第二，每次做完后一定要记得把背部贴在地面上休息片刻。

（7）蛇击式。

①蛇击式的动作方法。第一，臀部坐在脚跟上，双臂在体侧自然下垂，上身向前弯曲，额头触地，双臂在头部两侧向前伸直；第二，臀部上抬，带动身体向前移动，胸部、腹部紧贴地面，双手放在胸腔两侧，下颌触地；第三，双臂伸直，撑起上半身，腿部下压，使髋部关节以下部位均与地面紧贴。头部后仰，正常呼吸，保持 10～20 秒，重复做 6 次。

②蛇击式的健身作用。第一，可以预防乳房下垂，矫正驼背现象；第二，缓解精神压力，消除疲劳，提气养神；第三，可以滋养女性生殖器官，有助于消除月经失调。

③蛇击式的注意事项。腰部有毛病者在练习时，可将双手适当远离身体，以减缓对腰部的压力。

（8）下半身摇动式。

①下半身摇动式的动作方法。第一，仰卧，双腿伸直，双臂自然地放在体侧，掌心向下，双腿并拢，脚跟贴地；第二，双手十指相交，手心向上，放在脑后；第三，屈膝，双腿上抬，脚背绷直；第四，上身姿势保持不变，用双膝带动髋部由右向左侧扭动，再从左侧扭动到右侧。自然呼吸，重复摇动 12 次。

②下半身摇动式的健身作用。第一，对背部和肩膀有很好的按摩效果，有助于消除不适；第二，增强下半身血液循环；第三，加强大腿肌肉与腹部脏器功能；第四，缓解腰痛。

③下半身摇动式的注意事项。第一，腹部和胯部肌肉较紧，做这个姿势可能会感到困难，缓慢地将身体左右扭动，但不可勉强、过于用力；第二，如果患有脊柱弯曲或其他脊柱性疾病，练习前要先咨询医生意见。

（9）拱背抬腿式。

①拱背抬腿式的动作方法。第一，仰卧，两腿伸直并拢，脚跟贴地。

双臂平放于体侧，掌心向下。吸气，手肘用力按地，将头部、胸部、背部挺起，慢慢把头顶放于地上。双手放于髋部，用手肘支撑上身的重量。双脚紧贴地上，保持几次呼吸，伸展背部。第二，双腿并拢伸直，收紧大腿肌肉，呼气，慢慢提起双腿，双脚背绷直。双脚离地，在胸前举起，双手合十，尽量让举起的双臂与双腿平行，只有臀部和头顶部位着地。正常呼吸，保持 15 ～ 30 秒。

②拱背抬腿式的健身作用。第一，可使颈部得到伸展，促进头部血液循环，有利于消解头部不适；第二，背部和髋关节在这个练习中也获得了伸展和放松；第三，双臂、胰脏和肾上腺活动更加旺盛，预防胃肠问题。

③拱背抬腿式的注意事项。两腿要始终并拢，膝盖不要弯曲。

（10）韦史努式。

①韦史努式的动作方法。第一，右侧卧，右臂朝头顶方向伸直，左手轻放胸前地板上，头枕在右臂上，双腿绷直。第二，右腿保持不动，屈左膝，抬起左腿，用左手大拇指和食指抓住左脚大脚趾。抬头，弯曲右肘，将头靠在右掌上，右手臂、右腿和身体成一条直线。第三，左腿伸直，其他动作保持不变。正常呼吸，保持该动作 10 ～ 30 秒。恢复至第一个姿势，放松。换身体另一侧做同样的练习。

②韦史努式的健身作用。第一，有助于消除背痛和防止疝气，减少腰围线上的脂肪，对盆骨区域有益；第二，能促进血液循环，强化内脏尤其是肝脏功能。

③韦史努式的注意事项。腿抬高的程度视个人情况而定，千万不要勉强，以免拉伤。

（11）上伸腿式。

①上伸腿式的动作方法。第一，仰卧，两腿伸直，手臂放于身体两侧，手心向下。呼气时慢慢抬起双腿，与地面约成30°角；第二，保持一段时间后将双腿抬至约60°角；第三，将双腿抬至与地面垂直，然后依次还原。

②上伸腿式的健身作用。第一，可滋养、强壮腹部脏器；第二，增强下背部力量，放松髋部，加强两腿力量；第三，防止静脉曲张；第四，调理肠胃，改善消化系统；第五，美化腿部线条。

③上伸腿式的注意事项。第一，如果不能连贯地做完这三个角度的姿

势，可以先做30°姿势，放下双腿休息一会后，再做60°和90°姿势；第二，腰部不适者不要勉强做这个动作，适当屈膝可以降低难度；第三，女性生理期避免做此式；第四，练习时保持呼吸畅通，不要憋气。

5. 平衡体位练习

（1）树式站立。

①树式站立的动作方法。第一，直立，两脚并拢，两臂自然下垂，掌心向内，弯曲右膝，右手握住右小腿，右脚尖向下；第二，使右脚心贴在左大腿根的内侧，重心移向左腿。第三，两臂伸直，在肩膀两侧打开，深深吸气，保持这个姿势30～60秒；第四，双臂高举过头，双掌在头顶合十，两臂尽量靠近双耳，保持自然呼吸8～10秒；第五，将合十双掌收至胸部，恢复双腿并拢站姿，换另一条腿重复练习。

②树式站立的健身作用。第一，树式能加强腿部、背部和胸部的肌肉；第二，提高身体的平衡感，放松髋部，并对胸腔区域有益；第三，有利于提高专注力。

③树式站立的注意事项。眼睛平视前方，气息下沉有助于保持平衡，平衡感较好的人可抬头向上看。

（2）侧撑式。

①侧撑式的动作方法。

第一，侧撑式一的动作方法。①身体朝左侧斜躺，左手撑地，身体成一斜线，右手心放于右体侧；②吸气，慢慢将右手抬起并上举，两手臂形成一直线，保持平衡，此时仅有左手心和左脚外侧予以支撑，自然呼吸30～60秒；③呼气，轻轻放下所有被抬起的身体部位，活动一下左手腕及左脚踝，仰卧调息30秒放松。换右侧做同样的动作。

第二，侧撑式二的动作方法。①吸气，侧撑。呼气，左手从背后绕过，尽量放于右腰处，保持30～60秒；②呼气，慢慢将身体放于地面；③换另一侧做同样的动作。

②侧撑式的健身作用。第一，增强身体的平衡感，提高专注力；第二，强化手腕、脚踝及手臂的力量；第三，有效减少腰侧多余脂肪，加强腰侧肌的力量；第四，缓解颈部疼痛，使颈部肌肉更有力。

③侧撑式的注意事项。手腕、手肘或肩部受伤者，请勿做此式。

（二）瑜伽中级体位的练习

1. 站姿及下蹲体位练习

（1）三角转动伸展式。

①三角转动伸展式的动作方法。第一，直立，两腿伸直，两脚大幅度打开，脚尖微微外分。两臂向两侧平伸，与地面平行，展成基本三角式；第二，呼气，右脚向右转 90°，左脚不变，上身同样右转 90°并慢前屈，在弯腰过程中腰保持两臂与地面平行；第三，左手掌放在右脚外侧，掌心贴地，右手臂向上伸直，与地面垂直，目视右手指尖，保持该动作 30 秒，换另一侧身体做同样练习。

②三角转动伸展式的健身作用。此姿势能增加脊柱下部的血液循环，使脊椎、腰部和背部的肌肉均得到很好的锻炼，不但能瘦腰、消除腰部疼痛，还能加强大腿、小腿的肌肉以及筋腱力量。

③三角转动伸展式的注意事项。第一，女性在怀孕 6 个月后不应再练习三角转动伸展式；第二，颈椎和背部有伤患者，请勿做此式；第三，练习中保持呼吸轻松，脸部肌肉放松；第四，头部、颈部与脊椎保持一条直线。

（2）加强侧伸展式。

①加强侧伸展式的动作方法。第一，自然站立，右脚向前跨一步，脚尖笔直向前。左脚保持不动。双手手掌在背后并拢合十，吸气。第二，边呼吸边将上身前屈，把脸靠近右小腿前侧，保持该姿势不动，做 5 次呼吸。第三，吸气，上身恢复直立，呼气，上身后仰，头部放松后仰，颈部、喉部充分伸展，保持该姿势不动，做 5 次呼吸。换身体另一侧做同样练习。

②加强侧伸展式的健身作用。第一，可刺激胸腺激素的分泌，提高免疫力；第二，扩展胸腔，改进不良体态，可矫正驼背斜肩；第三，伸展侧腰，加强骨盆区域的稳定性和平衡感。

③加强侧伸展式的注意事项。第一，手在背后合十能充分扩张胸部，令其分泌大量的胸腺激素，以提高免疫力，因此，在练习过程中，双手一定要紧紧地合在一起；第二，初学者不必勉强将头靠向膝盖，只需要尽量感受双腿后侧肌肉的拉伸即可。

（3）双角式。

①双角式的动作方法。第一，挺身直立，两脚微微分开，双手垂于体侧。吸气，两手臂放在下背部，十指相交。第二，呼气，上身自腰部向前弯。第三，上身继续向下屈体，直到胸部、头部贴着腿，两臂向前伸展，尽量与地面平行。一边保持这个姿势，一边低头，保持头部放松。保持这个姿势20秒或更久的时间。慢慢恢复到基本站立式。重复3～5次。

②双角式的健身作用。第一，此姿势可以增强上背部及肩膀的肌肉群；第二，身体倒置，可促进血液循环，滋养头、面部。

③双角式的注意事项。第一，完成该体位法后，闭上双眼，自然站立，全身放松15～30秒钟。这时候，会感到有一股令人舒服、畅快而激动的能量从头顶到脚底传遍全身。这对整个神经系统都能起到镇静作用；第二，上体前屈的幅度量力而行；第三，高血压或眩晕症者不宜做此体式。

（4）头触地式。

①头触地式的动作方法。第一，双腿向左右尽量大幅打开，双脚脚尖指向正前方，双臂自然下垂，吸气；第二，边呼气边把上身向前屈，双手抓住脚背或同侧小腿后侧，头顶点地，保持30秒。

②头触地式的健身作用。第一，促进头部的血液循环从而改善头痛，对改善健忘也有功效；第二，这个姿势对于头发稀疏也有改善作用，能改善头皮的血液循环，给头发供应更多养分。

③头触地式的注意事项。高血压或眩晕症患者、生理期女性慎做此式。

（5）鸵鸟式。

①鸵鸟式的动作方法。第一，吸气，自然站立，双腿稍微打开。呼气，上身前屈，把手掌插入脚底抬头，目视前方。第二，吸气，稍微松弛上身。呼气，上身下压，弯曲手肘，把脸放在双腿之间，保持该姿势5次呼吸的时间。

②鸵鸟式的健身作用。第一，对肠胃有很好的作用，能促进消化；第二，该体位法还能调节血压，减轻心脏负担。

③鸵鸟式的注意事项。如果手掌碰不到脚底或地面，也可以绕过小腿，抓住脚踝，如果连脚踝也抓不到，就抱住小腿肚，注意动作过程中一定要伸直膝盖与背。

（6）站立前屈式。

①站立前屈式的动作方法。第一，以基本站立姿站立，双手合十置于胸前，吸气，两手慢慢上举，手臂伸直紧贴耳朵两旁，举至头顶上方，背部挺直；第二，呼气，以腰部为支点上身前屈，上半身由腹部开始尽量贴近大腿前侧，双掌撑地，尽量放于两脚外侧，保持3～5个自然呼吸；第三，再次吸气，伸直脊柱。呼气，尽量让腹部、胸部和头部贴紧腿部，双手握脚踝后也可平放在脚边，双腿保持蹬直以稳定身体的重心，保持3～5个自然呼吸；第四，吸气，两手慢慢上举，上身躯干慢慢抬起至起始动作。

②站立前屈式的健身作用。第一，消除疲劳，舒缓精神紧张、抑郁症及妇女更年期症状；第二，按摩肝脏和肾脏；第三，改善消化系统疾病；第四，改善失眠、头痛症状；第五，伸展腘绳肌和臀肌，塑造线条。

③站立前屈式的注意事项。第一，身体柔韧度不佳者，在练习的过程中不要勉强用力；第二，背部有伤患者慎练习此动作。

2. 坐姿体位练习

（1）双腿背部伸展式。

①双腿背部伸展式的动作方法。第一，坐立，两腿向前伸直，两腿及两脚并拢，慢慢吸气，将双臂高举过头，掌心向前；第二，上身向前弯曲，直至腹部、胸部、头部紧贴在双腿前侧为止。双臂松弛地放在双腿两侧。放松，保持该姿势10秒以上。慢慢吸气，伸直双臂，渐渐抬高上身，直到恢复到基本坐姿，放松。

②双腿背部伸展式的健身作用。第一，这个姿势有助于充分伸展脊柱，锻炼背部的肌肉群，改善背部曲线；第二，放松大腿后侧肌肉；第三，身体前倾时能轻柔地挤压和按摩腹部器官，有助于消化。

③双腿背部伸展式的注意事项。第一，如果背部或腿后侧肌肉很紧，或背部受过伤，可稍微弯曲膝关节；第二，身体前倾时要保持背部伸直；第三，背部不适者或患有高血压者，注意不要把头贴向膝盖，让背部保持伸直，与腿部成45°角即可。

（2）半莲花坐单腿背部伸展式。

①半莲花坐单腿背部伸展式的动作方法。第一，平坐在地上，两腿向前伸展。上身挺直，两臂垂放于体侧，掌心向下，手指指向脚的方向。弯

曲左膝，左脚放在右大腿上。第二，吸气，手臂紧贴耳部尽量向上伸展，手心向前，腰背挺直。第三，一边吸气一边慢慢将上半身向前弯曲，先腹部，然后依次将胸部、脸部、额头贴在右小腿上。双手抓住右脚掌。保持该姿势 30 秒。休息一会儿，换另一条腿重复练习。

②半莲花坐单腿背部伸展式的健身作用。第一，可使背部得到锻炼，加强脊柱的弹性；第二，伸展肩部、双臂及大腿肌肉，舒缓酸痛症状及改善其柔韧度；第三，按摩腹部器官，改善消化系统；第四，滋养肾脏、膀胱和胰脏；第五，刺激卵巢、子宫，滋养女性生殖系统。

③半莲花坐单腿背部伸展式的注意事项。第一，开始时头可能无法触及双膝，只要有规律地、耐心地练习这个姿势，头部很快就能舒适地靠落在双膝之上，两肘也要放在地板上，或接近地板；第二，练习时伸出的腿始终要紧贴地面，脊柱要保持伸直；第三，切勿勉强，也不要借助他人力量强行在背部施压。

（3）前伸展变式。

①前伸展变式的动作方法。延续前伸展基本式动作，头向后仰，一边吸气，一边将单腿抬高。该动作保持 30～60 秒，然后放下，换另一条腿做同样的练习。

②前伸展变式的健身作用。第一，可刺激腿部肌肉，对塑造优美的腿部线条有益；第二，此姿势在丰胸的同时，对改善肩酸也有良好的功效。

③前伸展变式的注意事项。第一，这个姿势需要相当强的耐力及专注力；第二，练习时，注意力应放在双腿的挤压感和胸部的扩张感上。

（4）桥式。

①桥式的动作方法。第一，仰卧，两手放于体侧，手心向上，屈双膝，两脚跟紧靠臀部；第二，吸气，收紧腹肌、臀肌，将臀部及背部抬离地面；第三，呼气还原，放松全身，调息。

②桥式的健身作用。第一，收紧臀肌，臀部重心上移，修饰臀部线条；第二，可刺激肠胃运动，缓解便秘；第三，对甲状腺、甲状旁腺、胸腺等内分泌腺体有良好刺激作用，提高人体免疫力。

③桥式的注意事项。注意呼吸与动作的配合，不要憋气进行练习。

（5）转躯触趾式。

①转躯触趾式的动作方法。第一，坐位，双腿并拢，向前伸直，手平放在臀部两侧的地面上，手指向前。第二，在不感到过于用力的情况下，尽量宽阔地张开双腿。第三，吸气，双臂向双侧平伸，保持成一直线，与地面平行。第四，呼气，将上半身躯干转向左方，左手转向左上方，让右手触到左脚趾。保持一会儿，恢复坐位，之后换身体另一侧练习。

②转躯触趾式的健身作用。第一，可按摩腹部脏器，强化脏器功能；第二，放松双肩关节和脊柱；第三，伸展腿部肌肉，美化腿形；第四，通过转躯触趾，增加对背部和脊椎神经的血液供应。

③转躯触趾式的注意事项。第一，在整个练习过程中，双腿要保持伸直，大腿后侧和小腿后侧都应贴于地面；第二，开始可以慢慢做这个练习，熟悉以后可试着越来越宽地分开双腿，但不要弯曲膝部，不要勉强用力；第三，背部和颈椎有伤患者，慎练此式；第四，练习中呼吸要放松，脸部肌肉要放松。

（6）V字式。

①V字式的动作方法。第一，坐立，腰背挺直，屈双膝，双手分别握住双脚掌，吸气，右腿向上伸直，重心移到臀部。第二，呼气，左脚离开地面，用臀部保持平衡。自然呼吸3～5次。第三，左脚向上伸直，呼气，双腿并拢尽量靠近上身，保持双腿和脊柱伸直。第四，双腿靠紧上身及面部，自然呼吸5～10次，再慢慢放落双腿。

②V字式的健身作用。第一，使双腿得到完全的伸展，使大腿和小腿更加匀称；第二，缓解背痛；第三，防止疝气；第四，强壮腹肌、背肌和腰肌，有修身效果；第五，使心理更平静，注意力更集中；第六，刺激肾上腺，强壮脊柱神经；第七，有效按摩腹部器官，滋养内脏；第八，刺激甲状腺，促进新陈代谢。

③V字式的注意事项。第一，坐骨神经痛患者慎做"V"字式；第二，女性生理期避免做此式。

（7）海狗式。

①海狗式的动作方法。第一，脊背挺直坐好，双腿向前伸直，弯曲左膝，脚跟靠近会阴处，右腿移向右侧且膝盖伸直，调匀呼吸。第二，身体

向左微倾，左脚背贴地。弯曲右膝，右小腿向上竖起，脚背向外，右手手肘勾住右脚脚趾。第三，慢慢将左手抬高，绕到头后，身体同时转向左侧，注视左前方，右脚趾用力压右肘，右小臂往上拉住左手，手指相扣。挺胸，把双臂往后拉，身体的拉伸感由腰部延伸到肩胛。保持 5 ～ 10 次呼吸后，换方向重复练习。

②海狗式的健身作用。第一，强化腿肌，防止其变形，也可防止臀部变形；第二，健脾胃，活化胰腺功能；第三，矫正腰椎异常；第四，促进激素分泌。

③海狗式的注意事项。海狗式是比较难的动作，初练者如果无法让两手相拉，可用瑜伽绳或毛巾辅助练习。

（8）神猴哈努曼式。

①神猴哈努曼式的动作方法。第一，双膝着地，跪在地面上，上身挺直，脚背着地，手掌贴在身体两侧。第二，右腿向前伸直，右脚掌贴地，平放在身前地面上，左腿姿势保持不变。第三，呼气，上身从腰部开始向前弯曲，手臂下垂，手掌放在右脚两侧，掌心向下，贴在地面上，目视前方。第四，呼气，右腿向前滑动，同时，左脚也向后伸直，使骨盆贴地，右腿跟着地，左腿脚背贴地。双臂上举合十，挺起胸部，仰头目视上方。注意使上体保持在正中央。正常地呼吸，保持这个姿势 10 ～ 20 秒。然后两手放回地面上，交换两腿位置，重复练习。

②神猴哈努曼式的健身作用。第一，能充分伸展双腿肌肉，预防并有效缓解坐骨神经痛和其他腿部疾患；第二，促进小腿部、髋部的血液循环；第三，孕妇练习，能使分娩更加顺利。

③神猴哈努曼式的注意事项。最开始时，也许只能做到第 3 步，不要勉强，随着练习次数的增多，就能将动作做标准，练习时避免过度用力拉伤肌肉。

（9）十字脊柱转体。

①十字脊柱转体的动作方法。第一，基本坐姿，反肘支撑于地面，两腿并拢，抬头挺胸；第二，吸气时双臂抓住左腿往额头外靠近，注意左腿伸直，最大限度地拉伸两腿的角度和幅度，并保持 20 秒；第三，呼气时，将拉伸腿收回到与地面成 90° 角，然后重复动作，但方向相反；第四，吸

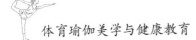

气时上身缓慢躺下，腿与手臂动作不变，尽量保持两腿绷直，右手臂向体侧平伸，保持 6～10 秒；第五，右手抓住右脚趾向右侧转成 90°角，两臂平伸，头保持正位，眼睛向上看，保持 10～30 秒。

②十字脊柱转体的健身作用。第一，可滋养、强壮腹部脏器；第二，强壮脊柱功能，增强脊柱的韧性和弹性；第三，有助于矫正脊椎错位以及其他脊柱功能失调问题；第四，缓解腰疼，消除疲劳；第五，可有效塑造背部和腿部线条；第六，可有效减轻水肿；第七，刺激甲状腺，促进新陈代谢；第八，增强身体平衡能力。

③十字脊柱转体的注意事项。第一，初学者练习时，手不必抓住脚趾，用两手抓住小腿后侧即可，或适当屈膝会使动作容易做很多；第二，练习过程中要控制和配合好呼吸；第三，在练习过程中动作一定要缓慢，意识集中在背部，体会身体的反应，若有背部疼痛感应立即停止练习。

（10）前弯开展变式。

①前弯开展变式的动作方法。第一，双腿分开坐立，呼气，将上半身向右腿压下去，左臀仍紧贴在地上。身体放平直，保持此姿势 10～30 秒，深呼吸回到起始动作，另一侧做同样练习。第二，从起始动作开始，向右方转动上半身，一边呼气一边往右腿压下去。两手抓住右脚，右手肘靠在右膝内侧的地板上。脸朝上，保持此姿势 10～30 秒，吸气，换身体另一侧练习。第三，呼气，身体往前弯下，双手分别抓住两脚脚趾，慢慢地深呼吸，试着让额头着地。第四，双腿分开坐立，膝盖微微向上抬起，双臂在两膝下穿过，两手贴地，掌心向下，手指朝后，膝盖慢慢伸直，让胸部着地。

②前弯开展变式的健身作用。第一，这组体位法能消除腰部赘肉，美化腰部；第二，挤压腹内脏器，促进血液循环，消除腰背部的疲劳感。

③前弯开展变式的注意事项。如果身体条件允许，可以让下颌及整个胸部也着地，但一定要根据个人能力量力而行。

（11）鱼式变式。

①鱼式变式的动作方法。第一，以全莲花式坐好，吸气，双手握住对侧脚的脚趾。第二，上身后仰，头顶触地，腰背部尽量上抬，双肘弯曲，触地，重心转移到手肘处。深呼吸，保持该动作 30～60 秒。第三，松开

脚趾，用两手扶腰，伸直两腿，保持该动作 30 ～ 60 秒。仰卧，休息一会，起身恢复莲花坐。交换两腿位置，重复这个练习。

②鱼式变式的健身作用。此姿势能消除脑部疲劳，对缓解失眠非常有益，而且强化肺部功能，对气喘等呼吸系统疾病也有疗效。

③鱼式变式的注意事项。甲亢、颈椎病人慎做此式。

3. 跪姿体位练习

（1）卧英雄式。

①卧英雄式的动作方法。第一，跪坐地上，两膝并拢，两脚分开，臀部坐在两脚间的地板上，双手自然地放在双腿上，腰背挺直，目视前方。第二，双手握拳，两只手肘落地，用双肘及前臂来支撑身体。慢慢弯下背部，上身躯干向后方仰，双膝靠在一起。第三，把头放在地面，双手朝头顶上方伸展，十指交叉，手背对着头顶，尽量往上伸展，脊柱朝头部方向伸展，整个躯干保持在正中位置，保持这个姿势。如感觉困难，可微微分开双膝。

②卧英雄式的健身作用。第一，卧英雄式是个有效的放松姿势，能伸展和强壮腹部器官和骨盆区域；第二，加强肝、胆、脾、胃各脏器；第三，可以有效地缓解抑郁、疲劳和肌肉疼痛；第四，身心疲惫、压力大或抑郁的人非常适合练习这个姿势；第五，卧英雄式在睡前练习，能有效地改善失眠状况。

③卧英雄式的注意事项。此姿势对大腿造成较大的拉力，初学者要视个人情况来伸展，不可勉强。

（2）榻式。

①榻式的动作方法。第一，坐立，双腿向前伸直，屈左膝，将左脚拉到左侧臀部的外侧。第二，屈右膝，再将右脚拉向右侧臀部的外侧，使臀部坐在两脚之间的地板上。第三，呼气，慢慢将躯干向后仰并放下，双肘弯曲撑地，以支撑躯干。第四，上身继续向后仰，直至头部躺在地上，双臂向头上方伸直，弯曲手肘，双手抓住对侧手肘。背部尽量上抬，平静地呼吸，保持约 1 分钟。然后吸气，放下腰背部，放开双手，伸直双腿，仰卧放松。

②榻式的健身作用。这个姿势可以帮助调整甲状腺或副甲状腺功能，伸展颈部肌肉，增强两腿、两踝肌肉，按摩腹部器官，滋养肺部。

③榻式的注意事项。饭后不宜立即练这个姿势，腹部做过手术的人慎做。

（3）云雀式。

①云雀式的动作方法。第一，跪坐，臀部坐在脚跟上，双手自然地放在两大腿上，腰背挺直，目视前方；第二，右腿向正后方伸展，膝盖以下贴地，脚心向上，把髋部摆正，边吸气边把上身挺直，与地面平行；第三，呼气，把双臂向左右展开，上身后仰，同时把臂再向后方伸直，挺胸，保持30～40秒，变换左右腿轮流进行。

②云雀式的健身作用。该姿势能刺激位于大腿根部的对女性健康极为重要的淋巴——耻骨淋巴，对虚冷以及便秘、更年期障碍、肩酸非常有效。

③云雀式的注意事项。双臂打开的幅度一定要大，因为这样能对乳腺起到按摩作用，对缓解妇科疾病更有明显的功效。

（4）新月式。

①新月式的动作方法。第一，跪坐，臀部坐在两脚跟上，右腿向前跨一步，双臂下垂，双手放在右脚两侧，左腿向后伸展，小腿前侧贴地，脚心向上；第二，上身抬起，双手在胸前合十，腰背挺直；第三，手臂沿耳际向后伸直，身体跟着后弯，双手保持合十状。尽量长时间地保持此姿势不动，然后收回，换身体另一侧做同样的练习。

②新月式的健身作用。第一，能灵活肩关节，按摩肩、颈、背部肌肉群，缓解肩背酸痛；第二，可强壮和伸展全身骨骼肌肉；第三，按摩脊柱及其周围的神经系统，保养肾脏和肾上腺；第四，增加人的平衡感及专注力。

③新月式的注意事项。第一，后仰的动作要缓慢且柔和，以腰背不觉得疼痛为度；第二，颈椎病患者练习此动作时不要低头，也不要过度拉伸，以免加重病情。

（5）狮子第二式。

①狮子第二式的动作方法。第一，以莲花坐姿坐下；第二，身体前倾，双臂撑地，手指向前，两膝接触地面；第三，收缩臀部肌肉，伸展背部，把骨盆向下推。口尽量张大，收缩喉部肌肉，把舌头尽量伸向下巴处。两眼尽量睁大，注视眉心。用口呼吸，保持20～30秒。恢复莲花坐姿势，放松休息。

②狮子第二式的健身作用。第一，增加喉部舌根的血液循环，有助于治疗呼吸道疾病；第二，使身体、盆骨、腿部放松，消除脊椎疼痛；第三，保护卵巢，促进子宫血液循环。

③狮子第二式的注意事项。第一，腿、膝或脚有伤的人避免采用莲花坐姿；第二，女性经期时不要练习此式；第三，练习时将意识集中在眉心。

（6）顶峰式变式。

①顶峰式变式的动作方法。第一，跪在地上，脚心向上。俯前，挺直腰背，躯干与地面平行。两膝打开与臀部同宽，大、小腿撑90°角。手掌撑地，指尖向前，双手与肩同宽。第二，呼气，提起臀部，脚尖撑地，双脚蹬地，膝盖稍稍弯曲。收腹、腰背挺直，肩和胸部向脚的方向推。第三，双腿伸直，脚跟压住地面，尽量挺直腰背，令臀部伸至最高点，形成倒"V"字，自然呼吸。第四，吸气，慢慢向上伸右腿，收紧臀部肌肉，保持片刻，还原后，换左腿做。然后恢复到起始动作。

②顶峰式变式的健身作用。第一，消除疲劳及精神紧张，令头脑恢复清晰；第二，充分伸展脊椎，增加柔韧度，减轻腰痛；第三，充分伸展双脚，消除脚部疲劳；第四，增加腿部后侧肌肉柔韧度；第五，背部及肩部得到伸展，消除肩部酸痛及肩关节炎。

③顶峰式变式的注意事项。患有高血压及眩晕症者，以及手腕受伤或头痛者慎做此式。

4. 卧姿体位练习

（1）蝗虫式。

①蝗虫式的动作方法。第一，俯卧，下颚触地，双臂伸直放于体侧，收紧大腿肌肉。第二，保持第一个动作，将双手置于胯前。第三，吸气，抬起双腿，膝盖绷直，右腿紧贴地面。保持该姿势并屏气5秒，然后呼气，把双腿放下。第四，做3次深呼吸调整，双手在体后交叉相握上抬。第五，吸气，把两腿尽量抬高。保持该姿势5秒，然后自然呼吸，慢慢增加到30秒。放下腿，重复练习2～5次，恢复到俯卧姿势，放松。

②蝗虫式的健身作用。第一，此姿势对颈及肩部肌肉有很好的放松作用；第二，能强化手臂及背肌；第三，其中的抬腿动作，对腹部也能起到较好的按摩作用，有助于强化肠道及腹壁功能，促进消化。

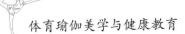

③蝗虫式的注意事项。蝗虫式会对腹部造成压力，怀孕期间不可以练习。

（2）眼镜蛇扭动式。

①眼镜蛇扭动式的动作方法。第一，俯卧，双腿伸直并拢，手掌平放在身体两侧的地板上，掌心向上，下颌触地。第二，屈肘，手掌置于胸腔两侧，掌心向下压在地板上，指尖指向前方，准备像眼镜蛇一样升起上半身。第三，吸气，手臂慢慢伸直，撑起上身离开地面，头部后仰，带动脊椎向上伸展。第四，手臂不动，把头转向左方，眼睛注视左脚跟，保持这个姿势10秒。然后，把头转向右方，双眼注视右脚的脚跟，再注视左脚的脚跟，反复练习此动作。

②眼镜蛇扭动式的健身作用。第一，这个姿势能促进血液循环，脊椎神经和血管因获得了额外的血液供应而受益；第二，平衡腺体的活动；第三，刺激腹部脏器，增强消化功能，改善便秘、月经不调等症状；第四，此姿势还可以紧实臀部肌肉、健胸、消除颈部皱纹，塑造优美线条；第五，改善坐骨神经、气喘等症；第六，减少肾脏中的结石等沉积物。

③眼镜蛇扭动式的注意事项。第一，做这个动作时如果过分用双臂力量来提升身体会令背部受伤；第二，切记每次只动一节脊椎，慢慢做整个练习；第三，患甲状腺功能亢进、肠结核、胃溃疡、疝气的人和怀孕的女性不要做这个动作。

（3）犁式变式。

①犁式变式的动作方法。第一，从犁式基本动作开始。第二，两膝弯曲靠向右肩，先试着持续10秒，然后慢慢增加到1分钟。接着两腿伸直，换相反方向进行练习，最后回到中央位置。第三，延续犁式的基本动作，两膝弯曲分别紧靠耳朵两侧。手臂环抱膝盖，先试着持续10秒钟以上，然后逐步增加到1分钟。第四，延续上个动作，将双臂向身后方伸直，掌心贴地。第五，延续变式3的动作，将腿伸直，两脚尽量往左、右两侧拉开，手仍然放在地上不动，保持此动作10～30秒。注意腿一定要直，臀部尽量往头顶伸展。第六，延续"两脚分开"动作，双脚脚尖仍然着地，把肘在胸前上举，合十。先试着保持10秒钟，然后渐渐增加到1分钟。第七，延续"合掌"动作，两腿并拢，膝盖弯曲，与头顶相触，双脚放在头顶前方。

双手在背后伸直，十指交叉，掌心朝向背部。

②犁式变式的健身作用。第一，以上这些动作能大大增加身体的柔软度；第二，背、肩膀及手臂肌肉也能获得伸展及强化。

③犁式变式的注意事项。第一，如果尚未练好犁式，请不要进行这部分练习；第二，女性生理期避免做此式；第三，患有坐骨神经痛、腹泻、消化性溃疡、哮喘者，慎做此式。

（4）桥式变式一。

①桥式变式一的动作方法。第一，仰卧，两手放于体侧，手心向上，屈双膝，两脚跟紧靠臀部。第二，吸气，收紧腹肌、臀肌，将臀部及背部抬离地面。第三，呼气，向上伸直左腿，自然呼吸数秒。呼气，背部还原回到地面，放松全身，自然呼吸两次。第四，呼气，两手心放于体侧，向上伸直右腿，自然呼吸数秒。呼气还原放松全身，自然呼吸。

②桥式变式一的健身作用。收紧臀肌，臀部重心上移，修饰臀部线条。

③桥式变式一的注意事项。注意呼吸与动作的配合，不要憋气进行练习。

（5）桥式变式二。

①桥式变式二的动作方法。第一，仰卧，双腿伸直并拢，用双腿带动腰背部向上抬起，直至与地面垂直，弯左膝并把脚放在右大腿上。如果需要，可以用手来扳脚，将左脚压得越低越好。第二，双手撑住腰部，弯右膝，慢慢将右脚放到地上，腰背部尽量抬高，保持不动。吸气，恢复到第一个动作，慢慢把左腿伸直，换右腿进行相同动作。第三，延续桥式基本式的动作，将两腿紧紧并拢。待身体稳定后，将膝盖慢慢伸直，脚尖着地，注意此时臀部仍要抬高。

②桥式变式二的健身作用。与桥式基本式相比，本式的变化虽然简单，却是精华所在，能增加体力及身体的柔软度，并提升专注力。

③桥式变式二的注意事项。在臀部与手腕没有足够力量撑起身体前，请不要做这两个变化式。

（6）弓式。

①弓式的动作方法。第一，俯卧，双臂在体侧平放，掌心向上，腿、脚全都并拢，屈膝，将两小腿尽量向臀部收，两手抓住两脚或脚踝，下颌

触地；第二，吸气，尽量翘起上身，背部成凹拱形，头部向后仰，同时用手把双腿往上拉，尽量把双膝举高，保持这个姿势 5～10 秒。

②弓式的健身作用。第一，弓式能刺激和增强各内分泌腺体，对与怀孕有关的脏器与掌管激素分泌的神经有很好的调理作用，可以改善不孕症；第二，能够减少腰部脂肪；第三，有效强化脊椎和肩、背部肌肉；第四，有效按摩腹部器官，改善消化系统。

③弓式的注意事项。第一，患有甲状腺肿大或活动亢盛的人，不要练习这个姿势；第二，由于练此式时脊柱受到一定程度的挤压，因此，患有脊椎错位的人应向医生咨询后再决定是否适宜做弓式；第三，患有疝气、胃溃疡或肠结核症者也应先征询医生意见，不要盲目做这个姿势。

（7）仰卧手抓脚伸展式。

①仰卧手抓脚伸展式的动作方法。第一，仰卧，双腿并拢伸直。手臂伸直，放于身体两侧，掌心朝下；第二，吸气，抬右腿，与地面垂直，左腿、背部、双臂及头部紧贴地面；第三，呼气，双手握住右脚脚踝，将右腿拉近上身，保持自然呼吸 20 秒；第四，继续呼气，将右腿尽量拉近头下侧的地板，保持 20 秒钟，然后换另一侧做同样的练习。

②仰卧手抓脚伸展式的健身作用。此动作会充分地延展臀部及腿肌肉，促进腿部和臀部的血液循环，使神经恢复活力，对坐骨神经痛和腿部麻痹患者十分有益。

③仰卧手抓脚伸展式的注意事项。左腿应紧贴在地面上。

（8）轮式。

①轮式的动作方法。第一，仰卧、屈膝，双脚打开，略宽于肩，手掌放在头部两侧，掌心贴地，手指尖指向肩部；第二，吸气，把腰向正上方抬高，头顶着地，用手臂、头部和双脚支撑身体；第三，调整呼吸，伸直手臂，腰抬得更高，目视地板，把脚尽量移近头，保持该动作 5 次呼吸，可以踮起脚尖。

②轮式的健身作用。第一，按摩腹部，缓和便秘和胀气，缓解腰部疼痛和肩颈僵硬；第二，消除疲劳，使脊椎富有弹性，活络全身血液循环。

③轮式的注意事项。第一，做这个姿势的时候，可将注意力集中在抬高的腹部上，以手压在地板上抬高身体，来达到动作的要求；第二，高血压、

心脏病患者不要做此式。

5. 平衡体位练习

（1）战士第三式。

①战士第三式的动作方法。第一，站立，双手合十，高举过头，双臂在耳后夹紧并尽力向上伸展。第二，大腿往后跨一步，脚尖点地。第三，右腿向上抬起，同时吸气收腹，以腰部为中心，上身前倾，一边伸直左腿，一边压低上身，手臂向头前方伸直，手臂、右腿和身体形成一条直线。保持这个姿势 10 ～ 20 秒，换左腿做同样的练习。

②战士第三式的健身作用。第一，可以有效改善脊椎不适；第二，改善胃部不适及轻微头晕；第三，增强平衡力，提高注意力；第四，扩展胸腹，刺激生殖系统和泌尿系统，促进性激素的分泌，增进性能力。

③战士第三式的注意事项。初学者应在完成简单的平衡动作后再练习战士第三式。

（2）乌鸦式。

①乌鸦式的动作方法：第一，蹲下，两脚略微分开，脚心平贴于地上，两臂置于两膝中间。第二，手掌触地，手肘弯曲，臀部抬起，膝盖紧贴在大腿的后侧，脚掌抬起，脚尖点地。第三，将全身重量全部转移到手臂上，两脚慢慢离地，如果觉得动态困难，可以先抬一只脚，再抬另一只脚。深呼吸，保持此姿势 10 ～ 30 秒。然后放下双脚，充分放松。

②乌鸦式的健身作用。第一，乌鸦式是促进身心达到平衡的极佳动作，能提高身体的协调性与平衡感，对提升专注力也很有效果；第二，能加强手部、腕部和臂部的力量。

③乌鸦式的注意事项。高血压及血栓患者不宜练习此动作。

（3）舞蹈式。

①舞蹈式的动作方法。第一，站立，双腿并拢，后背挺直，双臂自然放在身体两侧。第二，弯曲右膝，右手抓住脚背，大腿垂直地面。第三，左臂沿耳际向上伸直。第四，边呼气边把上身向前倾，抬高臀部并把右脚抬高。左臂和地面平行，脸向正面直视前方，保持五次呼吸。第五，如果身体柔软度足够的话，可以把右脚尽量抬高至脚尖高过头部。左右腿轮流

做上述练习。

②舞蹈式的健身作用。第一，此式具有提臀作用，也能矫正肩部的歪斜；第二，能强化脚踝、膝盖、髋关节，预防骨质疏松症、扭伤及骨折。

③舞蹈式的注意事项。第一，眼睛直视前方的时候，如果左顾右盼，注意力就会分散，从而失去平衡；第二，单腿站立直视前方的时候，眼睛要凝视一点以集中注意力，保持平衡。

（4）举手抓大脚式。

①举手抓大脚式的动作方法。第一，站立，两腿并拢，双手放在身体两侧，放松全身，目视前方。第二，弯曲右膝，用右手的食指和中指握住右脚大脚趾。第三，吸气，右腿向前伸直，重心转移到左腿，腰背挺直。第三，将右腿向身体右侧打开，左臂抬起与右臂齐平，尽量与地面保持平行，右腿不能弯曲，保持自然呼吸。第四，呼气，将右腿向上拉伸，交由左手抓住右脚。右臂在右腿前面向侧面平伸，与地面平行。将右腿放下，换另一侧身体做同样的练习。

②举手抓大脚式的健身作用。此式可以使腿部肌肉更强壮，并可以加强手臂力量，拉伸腿内侧韧带，增强专注力，也能增强身体平衡力。

③举手抓大脚式的注意事项。在做此动作过程中，要目视前方，最好将目光固定在前方的某一点。

（5）秋千式。

①秋千式的动作方法。第一，长坐，双腿向前伸直，双脚并拢，双手平放身体两侧，掌心贴地，目视前方；第二，屈左膝，将左脚放在右大脚根处，脚心向上。左手握左膝，右手抓左脚趾；第三，屈右膝，右腿放左大腿根处，脚心向上，完成莲花坐姿，双手放双腿旁；第四，双手撑起身体，前后晃动，感觉就像在荡秋千。重复数次后，将身体放下，充分休息。

②秋千式的健身作用。此动作可强壮手臂、手腕的肌肉力量，增强平衡感，锻炼骨盆区域的肌肉。

③秋千式的注意事项。意识集中在呼吸上，手臂分开的宽度应略大于膝关节的宽度，否则不易前后摇晃。

（6）鹰式。

①鹰式的动作方法。第一，基本站立，双臂向前伸直，右臂置于左臂上，

两手肘紧贴在一起，弯曲，小臂尽量与地面垂直。第二，左小臂向左移动，右小臂向右移动，使两手掌合在一起。第三，上身姿势不变，将双膝微曲。第四，抬起左腿置于右腿上，双腿缠绕在一起，保持深长的呼吸，屈膝，目视前方，保持身体的平衡。呼气，起身放开手、腿，换另一侧做同样的动作。

②鹰式的健身作用。不仅能紧实腿部肌肉，也能修饰手臂，还可以提高平衡感。

③鹰式的注意事项。练习过程中，双手尽量合在一起，体会上臂肌肉被拉长的感觉。

（7）侧撑式。

①侧撑式的动作方法。第一，吸气，侧撑。呼气，慢慢向上伸起左腿，尽量用左手抓住左脚尖，保持 30 ～ 60 秒，自然呼吸；第二，呼气，左脚尖离开左手慢慢放下，换右侧做同样的练习。

②侧撑式的健身作用。第一，增强身体的平衡感，提高专注力；第二，强化手腕、脚踝及手臂的力量；第三，有效减少腰侧多余脂肪，加强腰侧肌的力量；第四，缓解颈部疼痛，使颈部肌肉更有力；第五，强壮背部肌肉，减少腰痛问题。

③侧撑式的注意事项。第一，手腕、手肘或肩部受伤者，请勿做此式；第二，双臂与肩成一直线。

6. 倒立体位练习

（1）头倒立式。

①头倒立式的动作方法。第一，臀部坐在脚跟上，上身前屈，手臂互相环抱，让手肘撑在地面上。第二，肘关节不动，双手放在地上，然后握在一起。第三，臀部上抬，整个身体前倾，大腿与地面垂直，头要顶到掌心。第四，头和手臂固定不动，将膝盖伸直，脚跟抬起，臀部推高，全身呈倒 V 字形。第五，双脚慢慢抬起，头部和手肘不动。双腿抬起后，将膝盖弯曲，大腿贴近胸部，以保持稳定。第六，待双腿稳定后，将双腿慢慢抬高，直至头部、背部和大腿呈一条直线为止，膝盖仍需保持弯曲。第七，最后慢慢将膝盖绷直，两脚伸向天花板。先试着保持此姿势 30 秒以上，然后再逐步延长时间。全身力量一定要放在手肘上。若感觉疲劳，打算结束动作

时，先弯下膝盖，再把臀部放下，接着把双脚放回地上，让臀部坐在脚跟上，恢复到第一步动作，充分放松。

②头倒立式的健身作用。第一，倒立姿势可让静脉血回流到心脏，让心脏运作更轻松；第二，增加脑部供血，让脑细胞更有活力；第三，增强平衡力；第四，有效消除紧张情绪。

③头倒立式的注意事项。第一，有高血压、怀孕 4 个月以上、患有眩晕、眼疾和颈部扭伤者，不要做此式；第二，女性生理期避免做此式。

（2）肩倒立式。

①肩倒立式的动作方法。第一，仰卧，两臂平放在身体两侧，掌心向下。第二，两臂轻轻向下按，慢慢将腿举起离开地面，直至与地面垂直。第三，抬起髋部，将腿向上方伸展，脚尖着地，膝盖绷直。第四，双手扶住腰部，将双脚收回，屈膝，脚尖朝上。第五，腰部用力，边吸气边将双腿向上伸展，直至身体与地面垂直。

②肩倒立式的健身作用。第一，该体位法能令血液流向肩部及头部，进而促进头部及肩部的血液循环，改善肩膀僵硬、面色不佳的状态；第二，常练此体位法还能有效缓解肩酸；第三，有效消除紧张情绪。

③肩倒立式的注意事项。第一，患有高血压者不宜练习倒立姿势，女性在生理期不要练习此式；第二，练习中保持轻松呼吸。

（3）鹤式。

①鹤式的动作方法。第一，跪坐，臀部坐在脚跟上，腰背挺直，双臂自然放在身体两侧。第二，上身前屈，双手触地，指尖指向正前方。第三，抬高臀部，双脚用力向后蹬，双膝伸直，双臂在头部前方伸展，上身下压，头置于两臂中间。第四，吸气，脚跟抬起，脚尖点地，手肘弯曲，头顶触地，双手置于头部两侧。第五，呼气，慢慢将双脚抬离地面，双腿曲膝向胸部靠拢，膝部支撑于肘部，保持该动作 10 ～ 30 秒。

②鹤式的健身作用。第一，可以紧实手臂及颈部肌肉，改善脸部的血液循环，滋养头皮及面部肌肤；第二，有效锻炼稳定性和平衡感；第三，可以消除紧张情绪；第四，让大脑恢复活力。

③鹤式的注意事项。第一，用位于头部的百穴点地而非额头点地；第二，在练习过程中，颈部需承受很大的力，一定要避免颈部受伤；第三，

女性在生理期避免做此式。

三、满足不同健身需求的瑜伽体位练习

在根据各自不同健身目的或需求选择瑜伽体位练习方案练习瑜伽时，首先要遵循瑜伽科学练习原则和要求，以及瑜伽体位练习要求。至于每个方案中的体位动作选择，要依据各自的身体素质水平、瑜伽练习基础和身体情况，来选择适合自己能力的动作。每次练习可选择 3～8 个动作，每个动作重复 2～5 次，持之以恒地坚持下来，可以达成自己的目的或满足自己的需求。

（一）消除亚健康瑜伽体位练习方法

关于亚健康，目前普遍认为"身体虚弱就是亚健康，表现为身体活动能力下降，时感疲劳、失眠、心情压抑及社交障碍等"。全球真正健康的人仅占 5%，患病占 20%，剩下 75% 的人均处于"亚健康"状态。人类步入现代文明社会以来，由于社会竞争压力、环境因素的急剧改变，不良个人行为和生活方式（吸烟、酗酒和久坐行为）的出现，以及许多慢性退行性疾病的挑战，都会促使个体产生身体、心理和精神方面的功能障碍，并由此导致机体始终处于一种不良的状态中。世界卫生组织建议，改善亚健康状态最积极有效的手段就是改变个体不良行为、倡导健康生活方式。而古老的瑜伽能在现代社会风靡，正是因其倡导健康的生活方式而契合了现代人的需求。可以通过有针对性的瑜伽体位练习来把握自我，达到身心合一，并借鉴瑜伽良好的饮食习惯和生活习惯，这也是消除亚健康状况的有效手段之一。

1. 消除疲劳瑜伽体位练习方法

疲劳是指由于活动使工作能力及身体机能暂时性降低的现象。疲劳是一种生理现象，归纳起来有以下特征：由体力或脑力活动引起；全身或局部器官、细胞产生暂时性机能降低；这种机能降低现象是可逆的，经过休息可以消除；伴有主观上的疲劳感。通过瑜伽针对性练习可促进全身血液循环和新陈代谢，加速代谢产物排除，有利于营养物质的吸收，同时可以

缓解肌肉僵硬状态，从心理上也可达到放松的状态。

消除疲劳瑜伽练习方法有：擎天式、风吹树式、铲斗式、双腿背部伸展式、榻式、轮式、猫式、蛇击式、蝗虫式、扭动式、英雄坐、下半身摇摆式、鳄鱼式放松、平躺式放松。

2. 安神减压瑜伽体位练习方法

瑜伽体位练习追求身心合一，能净化身心，保护身心，治疗身心，分别对肌肉、消化器官、腺体和神经系统起着良好的作用。此外，还能把紧张和放松结合到良好状态，使身体在有限的范围内高度紧张，然后彻底地放松，在肌肉伸展、心灵放松、呼吸调节中减缓压力，排除一切杂念的干扰，回归到平和、宁静、呼吸深长而轻松的状态，不仅可以提高身体素质，还可以提高精神素质，缓解压力，改善睡眠。在安神减压瑜伽针对性体位练习时，再配合蜂鸣式调息则效果更佳。

（1）调节抑郁瑜伽体位练习方法。调节抑郁瑜伽体位练习动作有：战士第一式、舞蹈式、鹰式、站立前屈式、三角转动伸展式、眼镜蛇扭动式、肩倒立式、鱼式、月亮式放松、平躺式放松。同时，再配合蜂鸣式调息效果更佳。

（2）缓解压力瑜伽体位练习方法。缓解压力瑜伽练习动作有：擎天式、卧英雄式、蜥蜴式、单腿背部伸展式、风吹树式、蛇击式、头触地式、婴儿式放松、躺平式放松，再结合蜂鸣式调息则效果更好。

3. 消除内分泌失调瑜伽体位练习方法

内分泌失调是指人体有内分泌系统分泌各种激素和神经系统一起调节人体的代谢和生理功能，正常情况下各种激素是保持平衡的，如因某种原因打破这种平衡（某种激素过多或过少），就造成内分泌失调，会引起相应的不适表现。表现有：突然出现很多黄斑、色斑，其实这不只是单纯的皮肤问题，这些色斑也是内分泌不稳定时再受到外界因素不良刺激引起的，以及脾气急躁、妇科疾病、肥胖、早生白发的早衰现象等。

通过瑜伽体位针对性练习，能稳定呼吸系统、循环系统和荷尔蒙系统的体内环境，促进肠胃运动，帮助人们保持良好的心理状态，同时可以有效地促进脂肪分解，对减肥也很有效。在做这些瑜伽体位姿势时，应把意念放在首位，可以取得更好的效果。在此基础上，再配合合理的饮食习惯，如多吃新鲜果蔬、多吃高蛋白类食物，多喝水，生活有规律，保证充足睡眠等，可以很好地消除内分泌失调。

（1）消除内分泌瑜伽体位练习方法。消除内分泌瑜伽体位有：拜日式、船式、鱼式、卧英雄式、猫式、骆驼式、犁式、肩倒立式、桥式和躺平式。

（2）改善白发、脱发瑜伽体位练习方法。预防白发、脱发瑜伽练习的动作有：铲斗式、站立前屈式、肩倒立式、头倒立式、鸵鸟式、轮式、叩首式、犁式、鹤式、躺平式。

4. 改善便秘瑜伽体位练习方法

便秘是指大便秘结不通，排便时间延长，或虽有便意而排除困难等。便秘可引起其他不良症状，如上腹饱胀不适、反胃、恶心、腹痛、肠鸣、食欲减退、睡眠不安、肛裂等，长期便秘还会引起早衰，甚至出现胆结石、肠癌、高血压、糖尿病、心律不齐、消化道肿瘤等疾病。

通过瑜伽针对性动作练习来消除便秘，一周不得少于 3 次。首先喝大量水，接着做 3～5 个以下姿势（按自己喜欢的选择），每个做 3～5 次为宜：屈膝扭转式、眼镜蛇扭动式、桥式、叩首式、卧姿炮弹式、蹬自行车式、肩倒立式、顶峰式、鸭行式、婴儿式放松。在此基础上再配合会阴收束法及提肛收束法则效果更佳。同时，也应注意饮食结构，多吃高纤维素的蔬菜、豆类及薯类，多食用新鲜水果，多饮水，经常喝蜂蜜水等都有助于通便。

（二）活化脊柱，缓解疼痛瑜伽体位练习方法

活化脊柱，缓解颈、肩、背、腰酸痛瑜伽体位练习动作有：三角侧展式、三角转动伸展式、站立前屈、屈膝扭转式、叩首式、轮式、犁式、蝗虫式、骆驼式、下半身摇摆式、肩倒立式。

（三）适于久坐人群的椅子瑜伽练习方法

学生与办公一族常常是久坐一族，因长时间保持同一个姿势而容易造成一系列问题，如肌肉酸痛、关节僵硬、疲劳虚弱以及脊椎问题等。以下一系列因地制宜而又简单、科学、合理的椅子瑜伽练习方案，可以预防和治疗久坐一族常见病症。只需一把椅子，一尺见方的空间，就能轻轻松松

达到健身效果，使学习或工作与健身兼而有之。值得注意的是，练习椅子瑜伽一定要加强安全意识：一是确保椅子的稳固与安全性；二是椅子瑜伽动作练习也要严格遵照瑜伽体位练习要求与注意事项来循序渐进地进行。

1. 坐姿颈功

（1）坐姿颈功的动作方法。第一，正坐于椅子上，两腿并拢，两手置于体侧或放于椅子扶手处。第二，轻轻将头部转动，顺时针方向3～5次，再逆时针方向3～5次。第三，低头抬头各3次。第四，头左右转动各3次。

（2）坐姿颈功的健身作用。可以缓解颈椎疲劳，强化颈部肌肉。

（3）坐姿颈功注意事项。动作应配合呼吸缓慢进行，动作幅度应由小到大，循序渐进。

2. 颈、肩伸展式

（1）颈、肩伸展式的动作方法。第一，上身坐直，自然坐于椅子三分之二处，双膝并拢。左手置于大腿上，右手举起弯曲置于头左侧，吸气；呼气，右手慢慢用力将头部向右下方侧压，感觉颈部左侧有拉紧感，然后自然呼吸，保持3～5个呼吸。吸气，恢复到基本姿势。再换方向练习。第二，恢复基本坐姿，吸气，提肩，肩部尽量上抬。第三，呼气，感觉头顶向上延伸，两肩下压并平行后移，将胸部扩展，手臂带动肩膀顺时针绕环，再逆时针绕环，然后放松。

（2）颈、肩伸展式的健身作用。能够有效放松颈、肩部肌肉，放松脊椎，缓解颈、肩疼痛不适，还可强化肩、颈部肌肉力量。

3. 坐姿展臂式

（1）坐姿展臂式的动作方法。第一，正坐于椅子上，两手侧平举，掌心向下。第二，吸气，手心转向前，手上举至头顶上方，向上延伸。第三，呼气，手心转向下，手臂成侧平举。然后放松，将两手置于体侧。

（2）坐姿展臂式的健身作用。伸展两手臂，使手臂紧实、修长；扩展胸部，紧收腹部肌肉；延伸脊柱，强化背部。

4. 拉手抖手式

（1）拉手抖手式的动作方法。第一，正坐于椅子三分之一处，挺直腰背，左手前平举，手心向下。吸气，右手将左手手指逐一向后拉紧，拉紧时呼气。保持3～5个呼吸，然后还原到基本姿势，再反向练习。第二，基本坐姿，双手手掌立起向前平伸，掌心向前。第三，吸气，手掌用力向前推，慢慢呼气，手掌用力下压至与手臂呈垂直，来回做数次。放松手掌、手腕，用力抖动双手并放松。

（2）拉手抖手式的健身作用。可预防手部肌腱炎和手指抽筋，消除手指、手腕疲劳，增加手部筋骨弹性，促进手部血液循环。

5. 消除疲劳式

（1）消除疲劳式的动作方法。正坐，十指相交于胸前。吸气，伸直脊柱，呼气，尽量将手心贴于左肩前侧，并使头部靠于左肩，延伸右侧颈部肌肉。然后放松，将手移至中间位置，放松。而后进行反方向练习。

（2）消除疲劳式健身作用。扩展胸部，灵活手、腕、肘和肩关节，使人消除疲劳。

6. 背后合掌式

（1）背后合掌式的动作方法。正坐于椅子三分之一处，挺直脊柱做深呼吸；双手于背后合掌，指尖向下；合掌的手由下而上翻转，指尖向上推到极限处，保持 3～5 个呼吸。然后放松还原。

（2）背后合掌式的健身作用。可以美化胸部，并强化腕部肌肉。

7. 坐姿吸腿式

（1）坐姿吸腿式的动作方法。第一，正坐于椅子上，脊柱伸直，两手置于体侧或放于椅子扶手处；吸气，膝关节向上用力，尽量靠近胸部，脚背绷直，屏息，然后呼气，轻轻放下两脚；第二，吸气，膝关节再次向上用力，低头，拱背，尽量让膝触碰前额，呼气，放下两脚，放松。

（2）健身作用。放松两腿、两肩及背部；清醒头脑，增强精力；按摩腹部内脏器官，加强肠胃蠕动。

8. 坐姿转体式

（1）坐姿转体式的动作方法。第一，正坐于椅子上，两手交叉放于扶手处。身体左转，再右转，头转向后，眼看右后方；第二，身体右转，再左转，头转向后，眼看左后方。

（2）健身作用。减少腰、腹部赘肉；按摩腹部内脏器官，促进消化功能；缓解颈椎疼痛，柔韧脊柱。

9. 坐姿平行转体式

（1）坐姿平行转体式的动作方法。第一，预备姿势，上身挺直，自然坐于椅子上三分之二处，肩膀放松，双手置于大腿上。吸气，两臂经侧侧平举，掌心向下，手臂伸直，手指向两侧延伸。第二，呼气，用腰部的力量带动身体向右后方转体，保持 3～5 个自然呼吸。然后吸气，回到预备姿势，放松。练习时，臀部要保持固定不动，背部挺直。

（2）健身作用。可以有效舒缓腰部疼痛、背部疼痛，强化脊椎及背、腹部肌肉，还可以消除体内浊气。

10. 坐姿脊柱延伸式

（1）坐姿脊柱延伸式的动作方法。第一，正坐于椅子三分之一处，伸直膝盖，两脚向前伸出，两手放于大腿上；第二，呼气，两手慢慢下滑，滑至脚尖，将头置于两臂间，保持 3～5 个自然呼吸。然后吸气，两手从下往上滑移，置于大腿上，放松两肩、两手臂，屈膝放松腿部。

（2）健身作用。延伸并强壮脊柱；头部充满新鲜血液，使人头脑清新；柔韧腿部韧带。

11. 大腿前侧伸展式

（1）大腿前侧伸展式的动作方法。第一，身体侧坐于椅子上，左手扶住椅背以保证身体的平衡及安全，右手手心抓住右腿脚背，吸气，利用右手的力量将右脚跟拉至靠近臀部，膝盖向下，大腿前侧正向前，上体保持正直，双目凝视正前方，深呼吸三次；第二，呼气，放下右腿，换方向练习。

（2）健身作用。通过伸展大腿前侧肌肉，可以促进腿部血液循环，预防坐骨神经痛，并有效改善下半身寒冷的症状 [1]。

12. 坐姿交换腿式

（1）坐姿交换腿式的动作方法。第一，正坐于椅子上，两手置于扶手处或置于椅面上。将左大腿放于右大腿上，左小腿从右小腿弯过，让左脚尖勾住右脚踝；第二，吸气，抬高两腿，让膝关节尽量贴近胸部，上体保持正直；第三，呼气，腿放下，放松，然后换反向练习。

---

[1] 赵芳 . 瑜伽 [M]. 芜湖：安徽师范大学出版社，2010.

（2）坐姿交换腿式的健身作用。柔韧双腿，修饰腿部线条；缓解腿部疼痛和小腿痉挛；按摩腹部内脏器官，加强腹肌。

13. 椅上劈腿式

（1）椅上劈腿式的动作方法。第一，上身挺直，双手叉腰坐于椅子上，双腿打开，脚尖及膝盖向外，自然呼吸。然后吸气，双手侧平举，掌心向下，将脚尖踮起，伸展十字韧带，保持 3～5 个呼吸。第二，将椅子换个方向，面向椅背坐下，双手扶住椅子背，双脚脚心平直地放于地面上。第三，吸气，双腿膝盖伸直向两侧，脚尖下压；慢慢呼气，双腿尽量向上抬成一条直线，保持 3～5 个呼吸。然后放松。

（2）椅上劈腿式的健身作用。可以消除大腿内侧赘肉，美化腿部线条，还可以防止静脉曲张。

14. 闭目静心式

（1）闭目静心式的动作方法。正坐于椅子上，两手心合掌置于胸前，轻轻闭上眼睛，自然平稳地呼吸，静观内心，排除一切杂念，保持一段时间。

（2）闭目静心式健身作用。提高专注力，保持平和而安宁的心态。

第六章 瑜伽运动损伤的防护处理

随着生活水平的不断提高，人们越来越关注自身的健康，各种养生方式不断涌现，很多人也在探索新的运动以满足多元化的健康需求。在这些运动中，瑜伽脱颖而出，成为当下比较流行的养生运动之一。瑜伽能够受欢迎的重要原因是自身具有多功能性，不仅仅能够修正身形，还能够放松心情。但是瑜伽作为一项运动也有一定技巧，很多没有掌握正确要领的人出现损伤现象，也使人们逐渐重视瑜伽运动损伤问题。本章主要围绕瑜伽运动损伤常见原因、瑜伽运动损伤的及时处理、瑜伽运动损伤的预防策略展开论述。

第一节 瑜伽运动损伤常见原因分析

在众多运动中，瑜伽越来越受到人们的喜爱，但是和其他运动一样，没有接触过瑜伽的人，在最初练习瑜伽的时候需要进行理论性学习，在实际练习瑜伽的过程中也需要有专业人士的指导。这主要是因为瑜伽是一项比较具有技巧性的运动，如果不按照专业性的指导自己练习，很容易出现身体部分损伤的现象。由于瑜伽运动主要是对人体各个关节和韧带的拉伸，而每个人的身体柔韧性不同，很容易出现损伤的现象，因此进行瑜伽运动时要了解正确的方法。

一、瑜伽运动中常见的损伤

在练习瑜伽的过程中，各种原因都可能会选或身体不同部位的损伤。

不同的个体身体情况不同,每人身体的各个部位都有针对性活动范围。尤其是瑜伽这类锻炼关节和韧带的运动,对人体关节的训练比较频繁,但人体的关节能够承受的活动时间和范围却有限,如果长时间进行高强度运动,很容易对身体的关节造成损伤。在瑜伽运动中常见的损伤主要有颈椎、腰、脊柱和肩关节等的损伤。例如,练习头倒立式和犁式动作会对人体的颈椎造成一定压力,而四肢支撑式、弓式则容易对肩关节造成损伤,以及很多需要弯腰的动作也容易造成腰椎间盘突出。此外,很多人在练瑜伽时没有充分考虑自身的身体条件,盲目地追求高难度的动作,容易导致韧带拉伤。

二、瑜伽运动常见损伤的原因

(1)在瑜伽前没有进行必要的热身。进行任何运动,在正式开始前都需要进行一定热身,根据不同的运动进行不同的热身运动。热身运动能够预热个体身体的各个关节,使它们逐渐变得柔软,不至于在运动的过程中出现抽筋等情况。瑜伽作为一项比较复杂的运动,也需要在开始练习之前进行必要热身,这是为之后进行瑜伽动作的必要准备,通过基础的热身运动,个体在练习瑜伽时就不容易出现关节损伤。

(2)高强度的运动量。瑜伽是能够影响、锻炼个体多个方面的运动,既能够减肥,又能够修养身心,这使越来越多的人投入到瑜伽运动中。也正是因为瑜伽的作用多样,使很多人为了能够更快地达到自己的目的,在瑜伽运动中选择高强度的运动量。尤其是对瑜伽的初学者,高强度的运动会给他们带来很多不适,例如出现眩晕、恶心等现象。而且高强度的运动也会使身体超负荷工作,最终损害身体健康。

(3)瑜伽动作的不规范。瑜伽和其他运动在动作方面有所不同,瑜伽运动有很多动作,针对不同的身体部位选择不同的动作,而且瑜伽运动的关键就是要将动作做规范,在此基础上才能够很好地拉伸身体的关节和韧带。但是很多人在练习瑜伽时,并没有真正明白瑜伽动作规范的重要性,甚至知道重要性但是选择忽略,导致他们做的瑜伽动作并不规范,甚至不正确。此外,瑜伽的练习需要个体保持足够的专注度,在保持动作正确的基础上坚持完成训练要求。

（4）个体身体素质比较差。瑜伽这项运动有一定的适合练习的年龄段群体。由于瑜伽的很多动作都对个体自身的身体素质和条件有一定要求，因此在一定的基础上才能练习瑜伽。虽然大众都可以简单地练习瑜伽，但是瑜伽练习是循序渐进的运动，随着练习内容的增加，动作难度也在上升，高难度的训练就不适合部分个体。

第二节　瑜伽运动损伤的及时处理

一、急性闭合性软组织损伤的及时处理

为了拥有强健的体魄，运动也在逐渐受到人们的重视。随着硬件设施的不断创新和完善，运动的种类和方式也在不断增加，在当今社会，可供人们选择的运动方式多种多样，但是任何运动都不是绝对安全的。在运动的过程中，大部分人都会面临身体受伤的风险，例如跑步也容易出现关节受损等问题。因此必须重视运动中受伤的问题。在运动中常见的损伤是急性闭合性软组织损伤，也就是运动中比较常见的关节、肌肉等的拉伤或扭伤。急性闭合性软组织损伤根据不同的阶段需要进行不同的处理，主要分为以下三个阶段：

（1）初期。这一阶段是肌肉或关节从受到损伤到之后的 48 小时之内，初期的急性闭合性软组织损伤症状一般为损伤范围内存在疼痛、红肿的现象。初期的损伤首先要进行止血以及止痛，通过冷敷的方式防肿、镇痛，受伤的肢体不宜活动，之后进行定期冷敷。如果在 24 小时之后还未缓解，就需要借助外敷或者内服的药物治疗。

（2）中期。受伤的局部在得到一定缓解后，可以观察炎症是否严重，如果炎症在逐渐消退，那么情况就在逐渐好转，但是受伤部位还需要进行一些辅助性治疗。这一时期主要是为了让受伤部位能够开始进行一些小幅

度的活动[1]。

（3）后期。在后期，急性闭合性软组织损伤已经得到了很好的治疗效果，疼痛、红肿等也基本恢复，但是由于前提性的治疗并没有进行活动，导致受伤的肢体变得比较僵硬，这就需要在后期进行康复性运动训练，通过按摩等方式激活肌肉。

二、慢性损伤的及时处理

慢性损伤按病因又可分为两类：一是陈旧伤，即由急性损伤后处理不当而致反复发作者；二是过劳伤，是由于局部运动负荷安排不当，长期负担过重，超出了组织所能承受的能力，局部过劳致伤，症状出现缓慢，病程迁延较长。例如，慢性腱鞘炎，滑囊炎，腰肌劳损等。

（1）处理原则。处理原则主要是改善伤部血液循环，促进组织的新陈代谢，合理安排局部负荷量。

（2）处理方法。对于急性损伤，早期，伤后即刻冷敷，加压包扎，抬高患肢；中期，可采用热疗、按摩、针灸及药物疗法；晚期，以按摩、理疗、功能锻炼为主，适当配以药物治疗。对于慢性损伤，与急性损伤中后期的治疗方法大致相同，以按摩、理疗、针灸、局部注射肾上腺皮质激素等效果较好，注意适当休息，使用活血化瘀的中药、适当的肌肉放松按摩为主。在肌肉劳损部位酸痛症状缓解后，要特别注意积极加强此部位肌肉的功能锻炼，调整工作生活节奏，加强保健，防止受到风寒、外伤、劳损等不良因素的刺激。

---

[1] 赵芳 . 瑜伽 [M]. 芜湖：安徽师范大学出版社，2010.

第三节　瑜伽运动损伤的预防策略

一、教练员层面

瑜伽作为一项比较复杂的运动，动作比较多样，每个动作针对的人体部位不同。一般的人对瑜伽的了解比较少，只是通过网上的讲解视频跟随练习，没有经过专业化的指导，在做很多瑜伽动作时，很容易出现动作错误，从而导致身体肌肉、关节等部位的损伤。因此，在练习瑜伽过程中必须有专业的瑜伽教练员进行指导和教授。为了能够达到一定的效果，并能够确保在瑜伽训练活动中练习者尽量不出现损伤的现象，教练员应该对练习瑜伽者教授理论知识，让他们能够基本了解瑜伽的核心内容。另外，瑜伽教练要对学员的身体状况有一定的了解，根据不同类别学员的身体条件设置多样化、系统性、科学性、针对性的课程，通过丰富瑜伽教学内容，改变教学模式，提高学员的学习兴趣和积极性。

二、管理员层面

近年来，瑜伽的发展越来越快，逐渐形成了更加规模化、规范化的产业，在很多地方都能够看到瑜伽俱乐部。俱乐部的形式让瑜伽的发展越来越受到重视。瑜伽俱乐部的经营者作为管理员，在经营和管理过程中需要全方面地规划俱乐部的选址、场馆设置、教学方式等因素。作为瑜伽行业的经营者，必须足够地了解瑜伽，这样才能够确保俱乐部的学员能够在瑜伽学习中真正学到东西，并得到锻炼。[1]。

---

[1]　贺灵敏.上海市瑜伽练习人群身体损伤的社会学原因分析及对策研究 [D].上海：上海体育学院，2010：42-45.

三、学员层面

（一）保护瑜伽运动容易受伤的部位

（1）脊柱部位。瑜伽对人体的身体条件有一定要求，很多瑜伽动作都会涉及脊柱部位，这也表明瑜伽的练习会对脊柱部位造成一定影响。如果瑜伽的动作不规范或者不正确，那么就很容易导致瑜伽练习者的脊柱出现问题。因此，在瑜伽练习中要保护好脊柱部位，做好热身运动。

（2）膝盖关节部位。瑜伽的很多动作需要全身各个部位的活动，膝盖是其中重要的部分。很多瑜伽练习者膝盖在扭转时很容易造成扭伤，所以在练习瑜伽动作要注意姿势对膝盖的影响，这就需要学习一些保护膝盖的动作技巧。

（二）瑜伽运动损伤的预防方法

第一，克服麻痹思想，培养安全意识。瑜伽的练习方式是非常讲究的，无论在物质准备、练习时间、练习场地等方面，还是心理准备方面都有一定要求。因此，练习者必须遵循科学练习的基本原则和要求，不能随心所欲、麻痹大意，要严谨地对待每次练习，树立安全意识。

第二，做好充分的准备活动。准备活动的内容和活动量的安排，要根据每个人各自的身体特点、气候条件和瑜伽练习内容而定。一般认为兴奋性较低者或身体素质水平高者，运动持续时间短；天气寒冷时，准备活动量可大些。相反，则准备活动量小些。特别要加强在练习中负担较大的部位或易伤部位的准备活动，绝不能马虎敷衍。准备活动要循序渐进，准备活动结束与正式活动开始的间隔时间以 1～4 分钟为宜。

第三，培养稳定的心理状态。要以愉快、轻松、平和的心理状态去进行瑜伽练习；练习时要注意力集中，不与他人攀比，保持有规律、较深沉的呼吸。

第四，练习方法要得当。瑜伽练习要量力而行，不可逞强，动作缓慢，不可骤然用力，不刻意追求动作标准化。

第五，加强自我监督，安排适宜的运动负荷。瑜伽练习应遵守科学锻

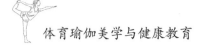

炼原则，不能急于求成，技术难度和运动负荷都要适合自己的健康、体能基础，勉强做一些对自己有一定难度的动作，或盲目加大运动负荷，或局部负担过大，都会对身体不利。身体疲劳时要休息，避免在身体机能不良时强行进行瑜伽练习。

第六，加强保护与帮助。在做一些难度较大的动作时，应该有熟悉保护方法的人在场保护与帮助，还要掌握自我保护方法。

第七，检查场地、设备、着装。瑜伽练习前，要注意场地器材卫生和安全因素；练习时，身上不能佩带尖利的物件，服装质地要柔软、通气、吸水性能好；锻炼后，要及时换掉汗湿衣服。

参考文献

一、著作类

[1]〔美〕芮安娜·坎宁安（Ryanne Cunningham），著. 运动瑜伽：预防损伤和提升表现的针对性体式练习 [M]. 赵丹彤，张晓蕾，译. 北京：人民邮电出版社，2019.

[2] 陈诚. 体育与健康 [M]. 合肥：中国科学技术大学出版社，2011.

[3] 施倍华，章步霄，周兰. 瑜伽与体育舞蹈 [M]. 北京：中国书籍出版社，2016.

[4] 王玉莲. 体育艺术美学与瑜伽健康教育 [M]. 北京：团结出版社，2017.

[5] 赵芳. 瑜伽 [M]. 芜湖：安徽师范大学出版社，2010.

二、博硕类

[1] 贺灵敏. 上海市瑜伽练习人群身体损伤的社会学原因分析及对策研究 [D]. 上海：上海体育学院，2010：42-45.

[2] 李丽君. 体育教育中身体美学的理论分析 [D]. 南昌：江西师范大学，2018：42-83.

[3] 刘扬. 体育美学视域下的瑜伽特征审视 [D]. 重庆：重庆大学，2011：17-32.

三、期刊类

[1] 陈士强. 瑜伽的生理心理功效研究进展 [J]. 中国运动医学杂志，2012，31（8）：740-745.

[2] 丁希洲. 瑜伽体位法对瘦身美体的影响与研究 [J]. 河南师范大学学报（自然科学版），2010，38（2）：166-168.

[3] 董敏辉，刘洪春，乔明. 瑜伽与健身 [J]. 沈阳体育学院学报，2006，25（5）：64-66.

[4] 杜高山，曹莉，王欢，等. 从观到悟：体育审美体验的美学向度探析 [J]. 武汉体育学院学报，2019，53（1）：36-42.

[5] 郭兰，王鹏. 论瑜伽健身 [J]. 体育文化导刊，2010（9）：23-26.

[6] 郭文斌. 瑜伽 [J]. 天涯，2013（3）：121-130.

[7] 郭亚琼. 瑜伽练习中的损伤原因及其预防对策 [J]. 当代体育科技，2017，7（12）：20-21.

[8] 黄敏. 瑜伽产业发展研究 [J]. 体育文化导刊, 2010 (9): 79-81.

[9] 李江平, 郭可雷. 瑜伽运动的文化内核解读 [J]. 飞天, 2011 (18): 124-125.

[10] 李希颖. 养生视域下的印度瑜伽与中国导引 [J]. 医学与哲学, 2020, 41 (7): 67-72.

[11] 刘兰娟, 刘成, 蔡浩. 瑜伽在当代中国的传播特征研究 [J]. 体育文化导刊, 2017 (11): 54-58.

[12] 刘兰娟, 刘成, 司虎克. 我国瑜伽健身市场发展的制约因素与路径选择——基于质性分析 [J]. 上海体育学院学报, 2018, 42 (3): 50-54.

[13] 刘丽. 试论瑜伽与体育美 [J]. 体育文化导刊, 2008 (1): 80-81.

[14] 刘丽云. 从传统走向现代: 瑜伽精神实践的认知转向与模式转型 [J]. 体育学刊, 2020, 27 (1): 25-29.

[15] 刘晓亭, 张玲玲, 徐琳, 等. 论瑜伽的保健及对疾病的防治作用 [J]. 沈阳体育学院学报, 2013, 32 (2): 96-98.

[16] 刘永, 徐俊英, 苏玉凤, 等. 身体的美学转向: 价值化体育课程论的哲学启示 [J]. 内蒙古师范大学学报 (教育科学版), 2018, 31 (12): 65-69.

[17] 陆妍羽. 关于瑜伽呼吸引入歌唱呼吸训练的探讨 [J]. 中国音乐, 2013 (2): 197-201.

[18] 吕远远. 体育教学课件设计的美学思考 [J]. 南京体育学院学报 (社会科学版), 2012, 26 (6): 108-111, 107.

[19] 毛娟. 全析瑜伽演变历程——创建瑜伽教育的思想基础 [J]. 北京体育大学学报, 2008, 31 (3): 387-389.

[20] 彭立云, 季菊萍. 瑜伽服的功能性设计 [J]. 针织工业, 2011 (5): 63-65.

[21] 裘鹏, 马鸿韬. 构建我国健身瑜伽社会体育指导员职业资格认证制度的思考 [J]. 中国体育科技, 2016, 52 (3): 35-40.

[22] 史雨鑫. 瑜伽呼吸法对呼吸系统的康复作用探析 [J]. 福建茶叶, 2019, 41 (7): 24.

[23] 万星, 李冬勤, 唐建忠. 体育美的内涵释义与魅力展现 [J]. 体育文化导刊, 2018 (11): 147-152.

[24] 王琰. 瑜伽 [J]. 飞天, 2012 (17): 58-65.

[25] 肖海鹰. 瑜伽热中的冷思考 [J]. 体育文化导刊, 2015 (4): 63-66.

[26] 谢珊珊, 马鸿韬, 李娜. 自媒体时代瑜伽体育文化传播: 特征、异化与消解 [J]. 沈阳体育学院学报, 2019, 38 (6): 69-74.

[27] 阎莉萍, 田标. 瑜伽热的社会学断思 [J]. 山东体育学院学报, 2013, 29 (4): 31-34.

[28] 杨如丽, 王文强. 试论瑜伽的呼吸 [J]. 南京体育学院学报 (社会科学版), 2007, 21 (6): 114-116.

[29] 姚大为, 卜建华. 我国瑜伽文化产业开发的思路探索 [J]. 沈阳体育学院学报, 2013, 32 (6): 74-76.

[30] 俞鹏飞,周学荣.审美经验——杜威实用主义美学视域下的体育美学探析 [J]. 体育科学,2016,36(5):85-90.

[31] 张笑莉.瑜伽的美学特征 [J]. 河南社会科学,2010(5):76-77.